Therapiekonzepte in der Physiotherapie

Mulligan

Thieme

Therapiekonzepte
in der Physiotherapie

Mulligan

Herausgegeben von
Claus Beyerlein

Unter Mitarbeit von

Johannes Bessler

Sarah-Ann Counsell

Rick Crowell

Jack Miller

Carole Stolz

42 Abbildungen

Georg Thieme Verlag
Stuttgart · New York

Bibliografische Information
der Deutschen Bibliothek
Die Deutsche Nationalbibliothek verzeichnet diese Publikation in der Deutschen Nationalbibliografie; detaillierte bibliografische Daten sind im Internet über http://dnb.d-nb.de abrufbar.

Wichtiger Hinweis: Wie jede Wissenschaft ist die Medizin ständigen Entwicklungen unterworfen. Forschung und klinische Erfahrung erweitern unsere Erkenntnisse, insbesondere was Behandlung und medikamentöse Therapie anbelangt. Soweit in diesem Werk eine Dosierung oder eine Applikation erwähnt wird, darf der Leser zwar darauf vertrauen, dass Autoren, Herausgeber und Verlag große Sorgfalt darauf verwandt haben, dass diese Angabe **dem Wissensstand bei Fertigstellung des Werkes** entspricht.
Für Angaben über Dosierungsanweisungen und Applikationsformen kann vom Verlag jedoch keine Gewähr übernommen werden. **Jeder Benutzer ist angehalten**, durch sorgfältige Prüfung der Beipackzettel der verwendeten Präparate und gegebenenfalls nach Konsultation eines Spezialisten festzustellen, ob die dort gegebene Empfehlung für Dosierungen oder die Beachtung von Kontraindikationen gegenüber der Angabe in diesem Buch abweicht. Eine solche Prüfung ist besonders wichtig bei selten verwendeten Präparaten oder solchen, die neu auf den Markt gebracht worden sind. **Jede Dosierung oder Applikation erfolgt auf eigene Gefahr des Benutzers.** Autoren und Verlag appellieren an jeden Benutzer, ihm etwa auffallende Ungenauigkeiten dem Verlag mitzuteilen.

Rüdigerstraße 14
D-70469 Stuttgart
Telefon: +49/(0)711/8931-0
Unsere Homepage: http://www.thieme.de

Printed in Germany

Umschlaggestaltung: Thieme Verlagsgruppe
Umschlaggrafik: Martina Berge, Erbach
Zeichnungen: M.&A. Waletzko – W.AGENCY, Leonberg
Layout: Ulrike und Arne Holzwarth, Stuttgart
Satz: stm-media GmbH, 06366 Köthen/Anhalt
gesetzt aus Adobe InDesign
Druck: AZ Druck und Datentechnik GmbH, 87437 Kempten

ISBN 978-3-13-149741-3 3 4 5

Therapiekonzepte in der Physiotherapie – Vorwort zur Reihe

Bei der Planung dieser Buchreihe stellten wir uns natürlich die Frage, ob es noch zeitgemäß sei, Therapiekonzepten eine Plattform in einer Fachbuchreihe zu geben, sie damit so zu exponieren. Versuchen Physiotherapeuten doch – im Zeitalter der Akademisierung – gerade das „Konzept-Denken" zu überwinden und ihre Therapie imSinne einer bestmöglichen evidenzbasierten Praxis zu gestalten. Andererseits wissen wir, dass es sehr zeitgemäß und eine Voraussetzung für wissenschaftliches Denken und Handeln ist, Wissen transparent zu machen, Konzepte offen und mit Hintergrundwissen zu diskutieren. Dazu soll diese Reihe beitragen.

Therapie beginnt mit sorgfältigem Untersuchen. Idealerweise analysieren Therapeuten heute mitdem Prozess des Clinical Reasonings die Komplexität jedes einzelnen Anlasses, der Patienten oder Klienten zur Therapie, in die Rehabilitation oder zur Prävention führt. In der Therapieplanung bestimmen Ziele die Richtung, die sich entsprechend der ICF (Internationale Klassifikation der Funktionsfähigkeit, Behinderung und Gesundheit, WHO 2001) auf verbesserte Bedingungen von Strukturen und Funktionen beziehen, auf das Meistern des Alltags und auf die Teilhabe am sozialen Leben.

Wie passen die Konzepte, die zum Teil seit vielen Jahren bestehen (ehemals nach bestem Wissen zustande kamen) und in der Regel auf Erfahrungsbzw. auf empirischem Wissen beruhen, in die heutige Physiotherapie?

Fakt ist, dass die oben genannten Ziele auch heute nicht selten mithilfe der Methoden und Techniken unterschiedlicher Konzepte erreicht werden. Drei weitere Gründe sprechen ebenfalls für eine kritische Auseinandersetzung mit den Therapiekonzepten:

- Es gibt bereits Wirksamkeitsnachweise, die jeweils im fünften Kapitel „Forschungsbedarf und Forschungsnachweise" der einzelnen Bände dieser Reihe dokumentiert werden.
- Patienten und Therapeuten erleben täglich den Nutzen vieler konzeptorientierter Therapien. In den Konzepten steckt jede Menge Erfahrungswissen, auf das die Physiotherapie nicht verzichten kann. Viele Vertreter der Konzepte sind heute nicht nur willens, sondern auch in der Lage, notwendige Fragen zur Wirksamkeit der Methoden und Techniken ihres Konzepts zu formulieren, Studien durchzuführen und ausgehend davon ihre Konzepte zu reformieren. Bisher konnte wenig geforscht werden, das liegt sicher auch an der Gesamtsituation der Physiotherapie in Deutschland. Eine Ausbildung auf der Ebene von Berufsfachschulen behindert den Zugang zu Forschung. Gleichwohl werden z. B. vonseiten der Kostenträger im Gesundheitswesen Wirksamkeitsnachweise gefordert. Eine paradoxe Situation. Erst seit Hochschulen Bachelor- und zunehmend auch Masterstudiengänge für Physiotherapeuten anbieten, bahnt sich der Weg zur Forschung. Möge diese Buchreihe dazu beitragen, offene Fragen zu formulieren.
- Ein Konzept basiert auf Prinzipien, beinhaltet unterschiedliche Methoden und besitzt auf der konkreten Handlungsebene eine Vielzahl von Techniken. Diese Reihe gibt den Vertretern der Konzepte die Möglichkeit, ihr Konzept in einer „upgedateten" Version vorzustellen. Alle Autorenteams sind aufgefordert, herauszuarbeiten, warum ihr Konzept ein unverzichtbarer Teil des physiotherapeutischen „Werkzeugkastens" ist. In diesem Bild entspricht ein Konzept also einem Werkzeug, das für unterschiedliche Bedürfnisse variabel einsetzbar ist. *„Für den, der nur den Hammer kennt, besteht die Welt aus lauter Nägeln."* Dieses Zitat von Paul Watzlawick galt im übertragenen Sinn vielleicht in den vergangenen Jahren für den einen oder anderen Konzept-Vertreter (ich könnte auch Konzept-Fan sagen). Heute gilt es, viele Werkzeuge zu nutzen. Die Konzepte erhalten damit einen Platz in der Physiotherapie, der ihrem Sinn entspricht.

Sie werden zu Werkszeugen, zu Tools – wie es neudeutsch heißt – und dann eingesetzt, wenn sie gebraucht werden.

Hille Viebrock, Physiotherapeutin aus Bremen, ist unsere „Hüterin des Konzepts". Sie war maßgeblich an der Entwicklung der Reihe beteiligt und liest alle Manuskripte unter den Fragestellungen: *Stellen die Autorenteams das Konzept verständlich dar? und Wird der konzeptionelle Gedanke der Reihe eingehalten?* Sie berät bei Bedarf die Autoren im Sinne des Konzepts, gibt Feedback als erste Leserin und arbeitet eng mit Frau *Dorothee Richard* zusammen, die die diese Reihe redaktionell betreut. Beiden danke ich herzlich dafür.

Rosi Haarer-Becker
Physiotherapeutin, Programmplanung Physiotherapie

Geleitwort zur Reihe

In der heutigen Zeit der evidenzbasierten Medizin ist es notwendig, den Schatz von Erfahrungen, die theoretischen Modelle und den Platz in der gesundheitlichen Versorgung der verschiedenen Physiotherapiekonzepte zu beleuchten und zu diskutieren. Therapie oder Gesundheitsförderung sind sehr komplexe Prozesse. Sie sind umfassender als das, was Messdaten beschreiben können. In den Therapieprozessen passiert eine Menge, was durch die Kriterien der evidenzbasierten Medizin nicht erfasst wird. Es ist einiges in der Therapie messbar, aber genau wie in der Medizin, längst nicht alles. Da gilt es, neben dem Messbaren, qualitative Prozesse zu beschreiben und deren theoretische Fundierung herauszuarbeiten.
Dieses hat sich die Buchreihe Therapiekonzepte in der Physiotherapie zur Aufgabe gemacht.
Es werden verschiedene Konzepte mit ihrer theoretischen Fundierung, mit ihrem großen Erfahrungsschatz, ihrer wissenschaftlichen Durchdringung und ihrem Platz in der gesundheitlichen Versorgung in Deutschland vorgestellt.
Da die verschiedenen Bände dieser Reihe einem gemeinsamen Muster folgen, lässt sich ein guter Vergleich der Konzepte anstellen, ihre Überschneidungen und ihr Einzigartiges erkennen.

Therapeutinnen und Therapeuten können mithilfe dieser Reihe über ihren eigenen „Konzept-Tellerrand" hinausblicken und sich patienten- und situationsbezogen individuell in ihrem therapeutischen Vorgehen entscheiden.
Kostenträger erhalten einen Überblick über die Vorgehensweisen und Effekte der verschiedenen Physiotherapiekonzepte in der Gesundheitsversorgung.
Am Ende der Reihe wird die Vielfalt der therapeutischen Konzepte in der Physiotherapie deutlich werden. Spannend wäre es, in einem weiteren Schritt herauszuarbeiten, wodurch die Vielfalt entsteht:
Durch die konzeptionelle, theoretische Fundierung?
Durch die Prinzipien?
Durch die Methoden?
Durch die Techniken?

Oder durch alle vier Ebenen?

Und wie viel Gemeinsamkeiten zeigen sie trotz der Vielfalt?

Hille Viebrock

Preface

It is wonderful to have my concepts outlined in this publication for the German clinician. Six of my senior accredited teachers have been responsible for this and I am truly grateful.

"Mobilisations with Movement" began for me in the early 1980's with a finger and they now have a place in the treatment of most musculoskeletal conditions. It took 20 years for any scientific validation of our approach to appear in prestigious scientific journals. Now our reference list is growing and there is much research in the pipeline. It has always been easy, when teaching, to prove to participants how effective our Mobilisations with Movements can be by applying them to real patients. It has always been easy to prove to patients what we can do but the scientific community want more and this what they are now getting (see reference list on our website www.bmulligan.com).

We have now got to the stage where we can say that therapists who are unaware of our approach may be denying their patients the best treatment option. A good example would be our treatment for Tennis Elbow.

Sports medicine text books have to be rewritten when they deal with the sprained ankle. The overall treatment approach is hopeless. No wonder 72 % of ankle sprains never fully recover. This is a damning statistic.

Yes, our courses are flourishing throughout the world and in some countries therapists can become Certified Mulligan Practitioners (CMPs). There is still more for us all to learn and develop in the field of manual therapy. My years have been truly rewarding and exciting as a teacher and clinician in this field.

Brian Mulligan
FNZSP (Hon), Dip MT
Wellington, New Zealand

Geleitwort

Es ist toll zu sehen, dass meine Konzepte in diesem Buch nun auch für den deutschsprachigen Kliniker zugänglich werden. Dafür sind sechs sehr erfahrene Lehrer verantwortlich, denen mein großer Dank gilt.

Die „Mobilisations with Movement“ (MWM) begannen für mich in den frühen 1980er-Jahren an einem Finger und heute haben sie ihren festen Platz in der Behandlung der meisten Störungen des Bewegungsapparates. Zwanzig Jahre mussten vergehen, bis unser Ansatz seine wissenschaftliche Anerkennung in renommierten Wissenschaftsjournalen fand. Jetzt wächst die Referenzliste stetig und es stehen noch viele Untersuchungsergebnisse aus. Es war immer leicht, die Teilnehmer während der Ausbildung davon zu überzeugen, wie effektiv die MWMs in der Anwendung bei echten Patienten sein können. Es war auch immer leicht, die Patienten von unserem Ansatz zu überzeugen, aber die wissenschaftliche Welt wollte mehr, und genau das bekommt sie jetzt auch (siehe dazu unsere Referenzliste unter www.bmulligan.com).

Wir können heute sagen, dass Behandler, die unseren Ansatz nicht kennen, ihren Patienten womöglich die beste Behandlungsoption vorenthalten. Ein gutes Beispiel dafür ist die Behandlung des Tennisellbogens.

Sportmedizinische Bücher, die sich mit Knöchelstauchungen befassen, müssen neu geschrieben werden. Der allgemeine Behandlungsansatz ist hoffnungslos. Kein Wunder, dass sich 72 % von der Knöchelstauchung nie völlig erholen, was eine traurige Zahl ist.

Unsere Kurse erfreuen sich in der ganzen Welt einer großen Nachfrage, und in manchen Ländern können sich die Behandler als „Certified Mulligan Practitioners“ (CMP) bezeichnen. Es gibt für uns alle in der Manualtherapie noch viel zu lernen und zu entwickeln. Meine Jahre als Lehrer auf diesem Gebiet waren wahrlich dankbar und spannend.

Brian Mulligan
FNZSP (Hon), Dip MT
Wellington, Neuseeland

Vorwort

Da dieses Buch die erste eigenständige Veröffentlichung zum Mulligan-Konzept auf dem deutschsprachigen Markt ist, handelt es sich nicht nur um eine Premiere, sondern es ist auch eine Ehre für mich, Brian Mulligans manualtherapeutisches Konzept der „Mobilisation mit Bewegung“ in der Reihe *Therapiekonzepte in der Physiotherapie* vorzustellen.
In der Vergangenheit wurde ich von vielen Kursteilnehmern gefragt, wann endlich ein deutschsprachiges Buch über Mulligans Prinzipien erscheint. Voilà, hier ist es! Zwar stellt dieses Buch kein reines „Technikenbuch“ dar, ich hoffe aber sehr, dass auch Kliniker, die tagtäglich mit Patienten ar-beiten, nützliche Informationen für den klinischen Alltag erhalten. Gedacht ist das Werk als Gesamtüberblick und als erste Orientierung für diejenigen, die im „Dschungel“ der Fort- und Weiterbildung den Durchblick behalten möchten. Zu groß ist mittlerweile die Schar der „schwarzen Schafe“ und „Trittbettfahrer“ geworden. Überschneidungen zwischen den Konzepten kann, darf und wird es immer geben, und das ist auch gut so. Allerdings haben wir versucht, in der Reihe Therapiekonzepte das Einzigartige eines jeweiligen Konzepts herauszustellen – in diesem Fall eben die Besonderheiten des Mulligan-Konzepts.
Als ich Mitte der 90er-Jahre die ersten Mulligan-Kurse in Deutschland besuchte, war das Konzept, außer in angloamerikanischen Ländern, kaum verbreitet. Interessanterweise erfuhr ich das erste Mal von der Existenz dieses Konzepts auf einem McKenzie-Kurs in Pourtsmouth/England. Es machte mich neugierig und zugleich gehörte ich wahrscheinlich am Anfang zu den größten Skeptikern unter den Mulligan-Therapeuten. Mir erschien die Vorgehensweise zu einfach und banal. Heute weiß ich, dass gerade in der (vermeintlichen) Einfachheit und der undogmatischen Herangehensweise das große Potenzial des Mulligan-Konzepts liegt. Mittlerweile müssen wir uns nicht mehr auf Brian Mulligans Leitspruch: „Expect a miracle every day“ (Erwarte jeden Tag ein Wunder) verlassen, zu viele Publikationen in den letzten Jahren deuten darauf hin, dass die Techniken auch der Forderung nach einer evidenzbasierten Physiotherapie Stand halten.
Ich wünsche mir, dass das Buch bei Ihnen Interesse weckt, mehr über das Mulligan-Konzept zu erfahren, und dass es möglicherweise Ihrem individuellen Verständnis von Physiotherapie im Allgemeinen und Manueller Therapie im Besonderen sehr nahe kommt. Bedanken möchte ich mich an dieser Stelle beim Thieme Verlag, namentlich bei Rosi Haarer-Becker und Fritz Koller für die äußerst freunschaftliche Zusammenarbeit und das Vertrauen für die Herausgebertätigkeit. Ein großer Dank gilt Dorothee Richard für die redaktionelle Bearbeitung der Texte. „Last but not least“ möchte ich mich bei meinem „internationalen“ Autorenteam bedanken, ohne das ein solches Werk überhaupt nicht realisierbar gewesen wäre, und hier besonders bei meinem Freund und Kollegen Johannes Bessler. Herzlichen Dank Ihnen/Euch allen!

Claus Beyerlein
Ulm, im April 2009

Anschriften

Claus Beyerlein
Michel-Erhart-Weg 10
89081 Ulm

Johannes Bessler
Kastanienweg 4
69221 Heidelberg/Dossenheim

Sarah-Ann Counsell
Sophia House, 28 Cathedral Road,
Cardiff
South Glamorgan, Wales CF119LJ
United Kingdom

Rick Crowell
3111 Greysolon Rd.
Duluth, MN 55812
USA

Jack Miller
140 Elworthy Avenue
London ON N6C 2M7
Canada

Carole Stolz
MTplus gGmbH
Friedenstraße 60
63743 Aschaffenburg

Vitae

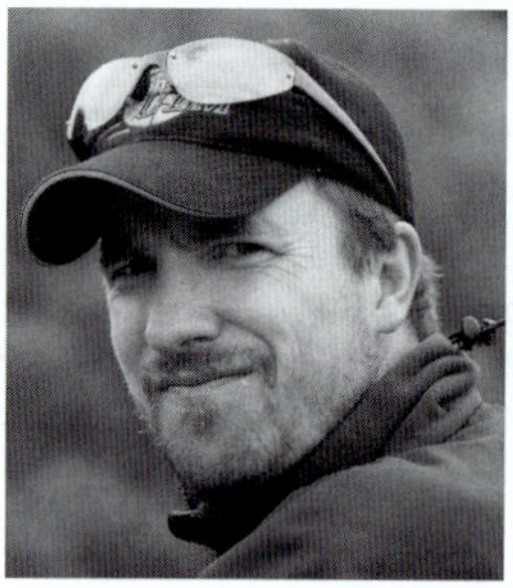

Claus Beyerlein

Claus Beyerlein absolvierte sein Staatsexamen im Jahr 1993 an der Krankengymnastik- und Massageschule in Worms. Nach der Zertifikatsausbildung 1995 in Manueller Therapie (Kaltenborn-Evjenth-Konzept) ging er 1996 nach Vallejo/USA, um eine Ausbildung im PNF-Konzept zu absolvieren. Im Jahr 2001 zog es ihn mit seiner Familie nach Perth/Australien, wo er an der Curtin University of Technology ein Master Degree in Manueller Therapie (Master of Manipulative Therapy) abschloss. Neben seiner Tätigkeit als Physiotherapeut, vorwiegend in der Behandlung von Patienten mit chronischen Rückenschmerzen und kraniomandibulärer Dysfunktion, schloss er im Jahr 2002 ein Studium der Diplom-Sportwissenschaften an der Universität Tübingen ab.

Ebenfalls im Jahr 1996 lernte er das Mulligan-Konzept kennen, das zu dieser Zeit in Deutschland nur vereinzelt für Physiotherapeuten angeboten wurde. Bis heute ist Claus Beyerlein dem Konzept verbunden geblieben und seit 2002 offizielles Mitglied der MCTA (Mulligan Concept Teachers Association). Neben seiner Lehrtätigkeit ist er Mitherausgeber der Zeitschrift manuelletherapie (Thieme Verlag, Stuttgart) und hat zahlreiche Artikel im In- und Ausland veröffentlicht. Er ist Gründungsmitglied und Projektleiter der Projektgruppe „Wissenschaftliches Arbeiten" des ZVK im Landesverband Baden-Württemberg. Seit August 2008 promoviert Claus Beyerlein an der Medizinischen Fakultät der Universität Ulm (Prof. von Wietersheim, Klinik für Psychosomatische Medizin und Psychotherapie) zum Thema: Erstkontakt in der Physiotherapie in Deutschland. Claus Beyerlein ist verheiratet und lebt mit seiner Frau und seinen zwei Kindern in Ulm, an der Donau. Er arbeitet dort in einer Privatpraxis, mit Schwerpunkt Kiefergelenk und Wirbelsäule. Das Mulligan-Konzept unterrichtet er in Deutschland, Österreich, Slowenien und der Schweiz.

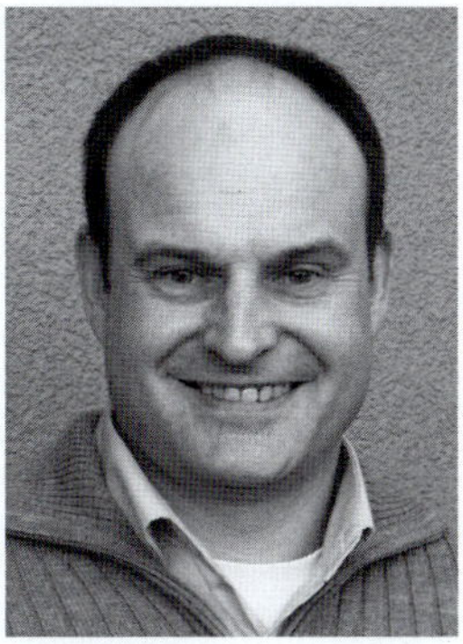

Johannes Bessler

Johannes Bessler schloss seine Ausbildung zum Physiotherapeuten 1993 ab und arbeitete seitdem in orthopädischen Kliniken, Rehazentren und Praxen in Deutschland. Neben der Absolvierung zahlreicher physiotherapeutischer Fort- und Weiterbildungen wie PNF, MTT und Sportphysiotherapie beendete er 1998 seine deutsche OMT-Ausbildung bei der AGMT mit dem IFOMT-Standard in Manueller Therapie. 2004 spezialisierte er sich auf die Behandlung kraniomandibulärer und kraniofazialer Patienten (CRAFTA), die seitdem, neben der Therapie von neuroorthopädischen Patienten, einen Schwerpunkt in seiner klinischen Arbeit darstellt. Seit 2002 gehört Johannes Bessler der Mulligan Concept Teachers Association (MCTA) an und ist als Mulligan-Instruktor in Deutschland, Österreich, Ungarn, Slowenien und der Schweiz tätig. Im Jahre 2008 schloss er das Studium zum „Master of Manual Therapy" an der University of Western Australia in Perth ab und erreichte damit auch den australischen IFOMT-Standard.
Johannes Bessler arbeitet neben seiner Instruktorentätigkeit weiterhin klinisch als freier Mitarbeiter in einer Physiotherapiepraxis in Heidelberg. Er ist Mitherausgeber der Fachzeitschrift manuelletherapie im Thieme Verlag und hat verschiedene Artikel in physiotherapeutischen Fachzeitschriften veröffentlicht. Zusammen mit seiner Frau und seinen beiden Töchtern lebt er in Dossenheim bei Heidelberg.

Sarah-Ann Counsell

Sarah-Ann Counsell schloss ihre Ausbildung in der Sportpädagogik und Rehabilitation ab und arbeitet heute überwiegend in der Sportrehabilitation und Orthopädischen Medizin. Im berühmten Wolfson Medical Rehabilitation Center in Wimbledon, England, spezialisierte sie sich auf die Bereiche Neurologie und orthopädische Rehabilitation. Der damit verbundenen Behandlung von Patienten mit neuromuskuloskeletalen Beschwerden folgten Ausbildungen im Maitland-, Cyriax- und McKenzie-Konzept. Außerdem lernte sie das Konzept der Kombinierten Bewegungen nach Brian Edwards kennen. 1990 schloss Sarah-Ann Counsell ein Postgraduiertenstudium an der Curtin University in Perth, Australien ab. Zunächst inspiriert durch Brian Edwards, hielt sie danach Kurse in Manueller Therapie ab und lud 1991 Brian Mulligan das erste Mal nach Großbritannien ein. Seitdem hat sie ein besonderes Interesse am Mulligan-Konzept entwickelt. Von 1992–1997 unterrichtete sie gemeinsam mit Brian Mulligan in Großbritannien und den USA. Gemeinsam entwickelten sie die Lehrerausbildung sowie die Zulassungsvoraussetzungen zur Instruktorenprüfung. Sarah-Ann Counsell half außerdem bei der Implementierung der MCTA in den USA. Zurzeit arbeitet sie freiberuflich in einer Praxis und als internationale Dozentin mit speziellem Interesse an folgenden Themen: chronischer Schmerz, Bewegung und Biomechanik. Von 1995–2000 war sie Geschäftsführerin der MCTA und ist aktuelle Regionalmanagerin der MCTA in Großbritannien.

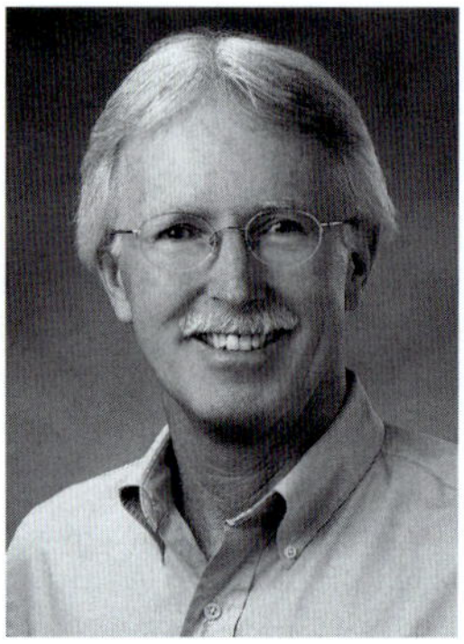

Rick Crowell

Rick Crowell schloss 1993 das Postgraduiertenprogramm in manipulativer Therapie an der Curtin University, Perth, Australien, ab. Seinen Magistergrad in orthopädischer physikalischer Therapie erlangte er 1989 an der Georgia State University. Er setzte seine Studien und praktischen Trainings in manueller Therapie kontinuierlich fort und besitzt zahlreiche Ausbildungsnachweise für eine Vielzahl manualtherapeutischer Ansätze (Mulligan, Paris, McKenzie, Maitland, Elvey, Butler). Rick Crowell ist Mitglied in der American Academy of Orthopedic Manual Physical Therapy und außerordentlicher Assistenzprofessor am College of St. Scholastica in Duluth, Minnesota, USA. Ferner ist er anerkannter Ausbilder für das Mulligan-Konzept, Vollmitglied in der Mulligan Concept Teachers Association (MCTA), Vorsitzender der internationalen MCTA-Organisation und Mitglied des MCTA-Wissenschaftskommitees. Rick Crowell hat in renommierten Fachzeitschriften mehrere Artikel veröffentlicht. Zurzeit arbeitet er in der St. Mary Duluth Clinic (SMDC), Center for Fitness and Therapy in Duluth, Minnesota/USA.

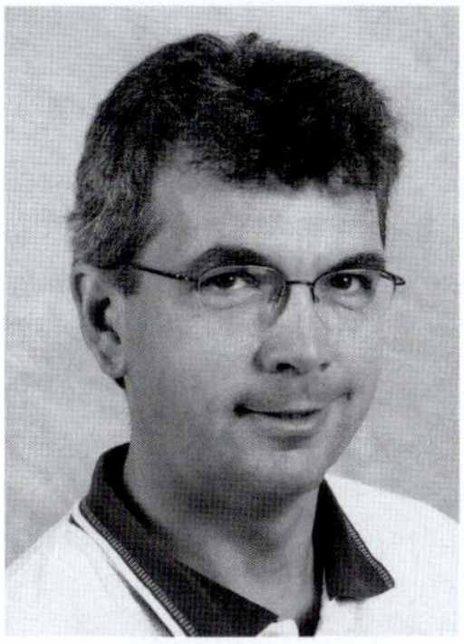

Jack Miller

Jack Miller erwarb seinen Bachelor of Science Physical Therapy 1980 an der University of Toronto, Kanada. Von 1981 bis 1986 arbeitete er in Neuseeland, um berufliche Erfahrungen zu sammeln, u. a. in seiner eigenen physiotherapeutischen Praxis. Sein Diplom in Manipulativer Therapie erhielt er 1984 an der New Zealand Manipulative Therapy Association in Auckland, Neuseeland. Den Titel Masters of Clinical Science erlangte er 2008 an der University of Western Ontario, London Ontario, Kanada.
Er ist autorisierter Mulligan Concept Teacher seit 1994 und Mitglied der Canadian Academy of Manipulative Therapy Toronto seit 1998. Von 2000 bis 2007 war er Geschäftsführer der Mulligan Concept Teachers Association (MCTA), Perth Australia.
Seit 1997 hat er Lehrtätigkeiten an verschiedenen kanadischen Universitäten übernommen. Zurzeit ist er Dozent der medizinischen Fakultät, Fachbereich medizinische Rehabilitation der University of Toronto; nebenberuflicher Dozent der University of Western Ontario, Fakultät für Gesundheitswissenschaften, Schule für Physiotherapie, Masters of Clinical Sciences (Manipulative Therapie) und Gastdozent der University of Western Ontario, Fakultät für Gesundheitswissenschaften, Schule für Physiotherapie, Master of Physical Therapy, London, Ontario, Kanada.
Er ist Mitglied in zahlreichen kanadischen und neuseeländischen physiotherapeutischen Organisationen, u. a. in der Canadian Academy of Manipulative Therapy, New Zealand Society of Physiotherapy und in der Mulligan Concept Teachers Association (MCTA). Außerdem engagiert er sich seit 2009 als amtierender Vizepräsident für die Canadian Academy of Manipulative Therapy. Er ist Herausgeber der Zeitschrift Orthopaedic Division Review (ODR) der Canadian Physiotherapy Association.
Jack Miller ist seit 2001 Teilhaber der Praxis Body Mechanics Physiotherapy und seit 1990 Präsident des Canzed Seminars im kanadischen London, Ontario. Seit 2005 ist er Kodirektor des Digital Concepts Joint Venture, Vught, Niederlande. Er ist Autor zahlreicher Artikel in Fachzeitschriften und hat Beiträge für verschiedene physiotherapeutische Fachbücher verfasst. Gemeinsam mit Brain Mulligan und René Claassen hat er 2005 die CD Mulligan Practitioner publiziert.

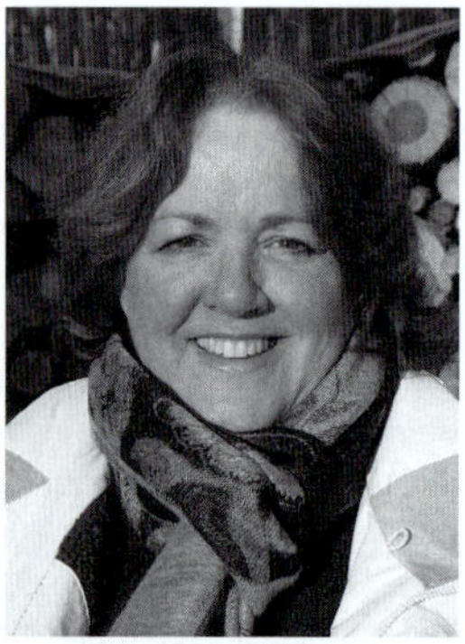

Carole Stolz

Carole Stolz wurde in Cardiff, Wales, geboren und arbeitete nach Aufenthalten in Nordirland und Chester, England, als Physiotherapeutin (MCSP) an der Queen Elizabeth School of Physiotherapy in Birmingham, England. Da sie eine sehr aktive Sportlerin ist, war sie u. a. Kapitän des walisischen Weißwasserkanuten-Teams.
Nach Zeiten in Leeds und Cardiff, wo sie überwiegend im ambulanten Bereich und auch als Honorar-Physiotherapeutin des britischen Weißwasserkanuten-Teams arbeitete, zog sie nach Stuttgart um. Dort sammelte sie weitere Erfahrungen im sportmedizinischen Bereich und trainierte im olympischen Eiskanal in Augsburg.
1988 bot sich ihr die Gelegenheit, einen Diplom-Studiengang in angewandter manipulativer Therapie am SAIT in Adelaide, Australien, zu absolvieren. In dieser Zeit heiratete sie und zog nach Aschaffenburg zu ihrem Mann, mit dem sie inzwischen seit 19 Jahren verheiratet ist. In Aschaffenburg führte sie 14 Jahre lang eine große private Praxis, die sie jedoch inzwischen verkleinert hat.
Während und nach ihrem Studium in Australien galt ihr Interesse zunächst dem Maitland-Konzept. Sie war 7 Jahre lang Assistentin des IMTA-Systems sowie Vorsitzende des DVMT (Deutscher Verband für Manuelle Therapie). In dieser Zeit entwarf und schrieb sie das Ausbildungsprogramm nach IFOMT-Standard für deutsche Therapeuten innerhalb des DVMT. 1992 begegnete sie Brian Mulligan, dessen Persönlichkeit und Vorstellungen sie sehr beeindruckten. Zwei weitere Kurse verdeutlichten ihr die tiefgreifende Bedeutung des Konzepts. 1995 hatte es sie endgültig gepackt! Sie war damals in Stevenage, London, und wurde zum Gründungsmitglied der neuen internationalen Ausbildungsorganisation, der MCTA (Mulligan Concept Teachers Association).
Seit dieser Zeit ist sie in der Fortbildung des Konzepts tätig und an der Weiterentwicklung von Mulligans Ideen in Deutschland und Europa beteiligt. Sie unterrichtet in ganz Deutschland und, zum Teil bis heute, auch in Österreich, Dänemark, Ungarn, Polen, Portugal und Spanien. Sie ist außerdem stark an der Ausbildung der neuen Lehrer für das Konzept beteiligt. Als Regionalmanagerin der MCTA für Europa ist sie auch an deren internen Prozessen

beteiligt. Sie liebt diese Funktion mit Treffen, Gesprächen und Email-Austausch mit Kollegen in der ganzen Welt. Carole Stolz schrieb das Kapitel zum Mulligan-Konzept für den „Leitfaden Physiotherapie“ (herausgegeben von Gisela Ebelt-Paprotny und Roman Preis, 2008).

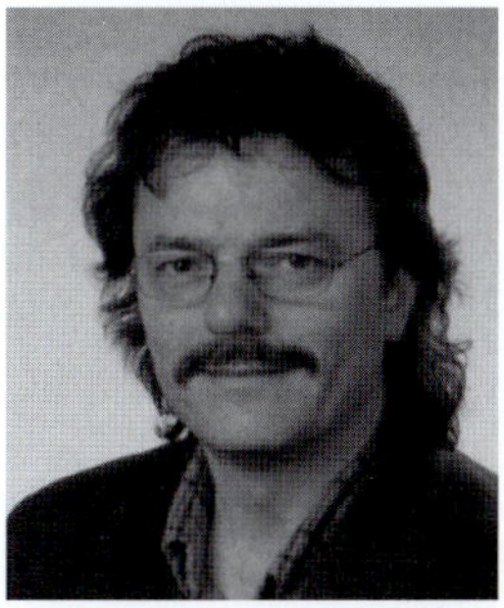

Prof. Dr. Alfons Welling

Prof. Dr. Alfons Welling leitet an der Fakultät für Erziehungswissenschaft, Psychologie und Bewegungswissenschaft (Fakultät 4) der Universität Hamburg den Studienschwerpunkt Sprachliche Beeinträchtigung bei Kindern und Jugendlichen im Institut für Behindertenpädagogik des Fachbereichs 1. Mit der Physiotherapie verbindet ihn seine Zusammenarbeit mit der Vereinigung der Bobath-Therapeuten Deutschlands e. V.

Inhaltsverzeichnis

Prolog

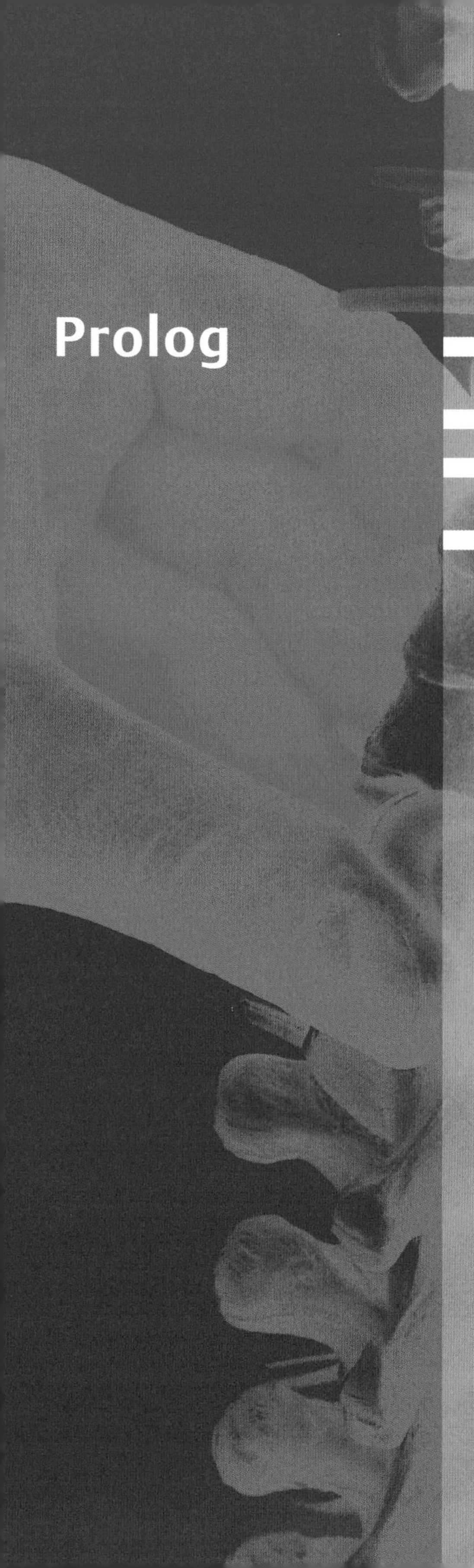

Konzepte, Prinzipien, Methoden und Techniken der Physiotherapie

Prolog

Alfons Welling

Einführung

Physiotherapie erfordert von Physiotherapeuten fachliche Reflexionskompetenzen. Um diese zu erlangen, ist ein weites Blickfeld – im Detail wie im gesamten Kontext wichtig (Lohse-Busch et al. 2001). Die tägliche Arbeit mit den Patienten wirft zahlreiche Fragen auf, die den Wunsch vieler Therapeuten nach Gewissheiten wecken, dass das, was sie therapeutisch tun, auf „richtiger" Erkenntnis beruht. „Richtig" heißt, man sucht nach gesicherten Grundlagen für präventive und therapeutische Maßnahmen, die über genügend „Beweiskraft" verfügen und in der Physiotherapie für die Richtigkeit der Erkenntnis bürgen können. Die so fundierte Praxis ist ein wesentlicher Teil der *evidence based* Praxis. Im Großen ist diese Basis gleichbedeutend mit der wissenschaftlichen Praxis (Sackett et al. 1999), im Kleinen bedeutet dies, das eigene Tun immer wieder zu hinterfragen.

Therapiekonzepte bilden eine von vielen theoretischen Grundlagen der Physiotherapie. An ihnen richtet sich die Praxis aus. Ein Therapiekonzept beinhaltet die Indikation für therapeutische Maßnahmen, es bewertet und gewichtet das physiotherapeutische Vorgehen und beurteilt Therapieergebnisse, sodass die *Therapiequalität* gesichert wird und sich weiter entwickelt.

Ein Therapiekonzept bildet den Rahmen für Ansprüche, Leitgedanken und Grenzen, in dem Problemfelder der täglichen Berufspraxis von wissenschaftlichen Fragestellungen differenziert, eingegrenzt und begründet werden können.

Erst wenn Klarheit über die Grundlinien eines *Therapiekonzeptes* herrscht, werden Ideen sichtbar, nach denen ein physiotherapeutischer Ansatz „im Prinzip" verfährt. Wenn gültige *Therapieprinzipien* als Leitsätze eines *Therapiekonzeptes* ausgewiesen sind, wird transparent, anhand welcher Entscheidungsgrundlagen bestimmte *Therapiemethoden* ausgewählt werden, die sich bis in die Handhabung von einzelnen *Therapietechniken* auswirken. Nur in einem Konzept der strukturierten Begriffe sind schließlich die Methoden und Techniken der Praxis im Sinne des Wortes „aufgehoben".

Die Bedeutung und das *Beziehungsgeflecht* von Konzepten, Prinzipien, Methoden und Techniken der Physiotherapie werden im Folgenden systematisch beschrieben. Ziel dieses Prologs ist es, die Begriffe Konzept, Prinzip, Methode, Technik zu klären und anhand dieser vier Kategorien die speziellen Ansätze der Therapiekonzepte aufzugliedern und zu vergleichen. Das illustrierte Schachtelungsverhältnis der vier Kategorien besagt, dass der zentrale *Angelpunkt im Konzept* liegt (Abb. 1). Dieses generiert eine *Reihe typischer Prinzipien* der Therapie, die hierin eine Ordnung finden. Methoden dieses Therapiekonzeptes werden konzeptuell erkennbar. Schließlich die Techniken der Physiotherapie: Sie sind berufsmäßig professionalisiert, konzeptuell rückführbar, prinzipiell ableitbar und methodisch handhabbar.

Weiter werden in allen Bänden der Reihe „Therapiekonzepte in der Physiotherapie" jeweils im Kapitel 2 die Alleinstellungsmerkmale des Therapiekonzeptes beschrieben. So entsteht ein Profil des Konzepts, das seine Einzigartigkeit beschreibt

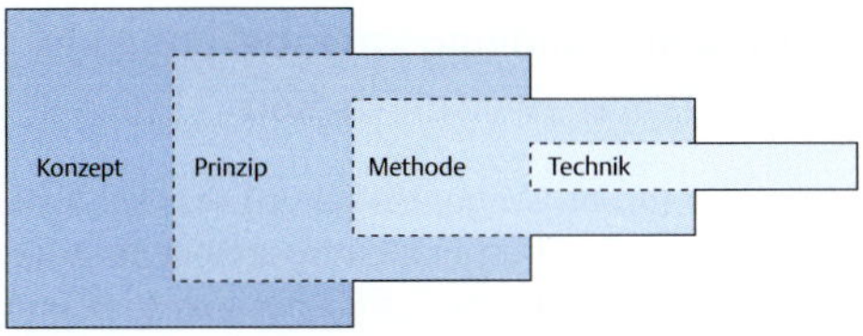

Abb. 1 Strukturierte Vereinigung der Begriffe Konzept, Prinzip, Methode und Technik in einem physiotherapeutischen Konzept.

und es damit von anderen Therapiekonzepten unterscheiden lässt.
Im vorliegenden Band geht es um die spezifischen inhaltlichen Bestimmungen des Mulligan-Konzepts und seine unverwechselbaren Merkmale, seine Alleinstellungsmerkmale oder – wie es in der Wirtschaft heißt – seine Unique selling proposition (USP).

Konzepte: Systematisch den Standpunkt gewinnen

Therapiekonzepte dienen als Angelpunkt physiotherapeutischer Praxis (siehe oben, Abb. 1). Die innere Struktur eines Konzepts (*lat.* „Begriff") bilden zentrale Begriffe. Im Mulligan-Konzept sind das beispielsweise: „Manuelle Therapie", „Positionsfehler", „Schmerzfreiheit (Goldene Regel)", Selbstbehandlung (siehe Kapitel 2).
Im wissenschaftlichen Sinn ist ein Konzept darauf angelegt, den Praxiskontext von Planung, Durchführung und Auswertung mit wissenschaftlichen Methoden zu entdecken, zu verstehen und zu deuten. Das heißt, dass Außenstehende die therapeutischen Ergebnisse mit objektiven Messverfahren prüfen können und zu den gleichen Ergebnissen kommen, wie der nach einem bestimmten Konzept behandelnde Therapeut. Um einen physiotherapeutischen Ansatz wesensmäßig einzuschätzen, ist sein konzeptueller Charakter die einzig rational handhabbare Orientierungsgrundlage für evidenzbasierte Bewertungen. Das heißt, die Wirkungsweisen spezieller physiotherapeutischer Techniken zu untersuchen macht nur Sinn, wenn sie *nicht* isoliert – sondern in einem größeren Gesamtzusammenhang gesehen werden. Beispiel: Eine spezielle bewegungserweiternde Gelenktechnik ist nicht nur nachweislich wirksam, sondern sie ist auch sinnvoll, weil Patienten durch sie selbstständiger werden.

Box EBM

Studien werden nach ihrer wissenschaftlichen Beweiskraft eingestuft. Dies beschreibt der Fachterminus EBM (evidence based medicine), der auch das Feld der Therapieforschung umfasst (Jaster 1997). Es geht um die klinische Anwendung von wissenschaftlich gewonnenen Erkenntnissen, die aufgrund bestimmter Merkmale als mehr oder weniger beweiskräftig eingestuft werden. Sinn einer derartigen Bewertung wissenschaftlicher Studien ist eine leichtere Beurteilung durch praktisch tätige Ärzte und Therapeuten, die dadurch eher ihre Praxis nach wissenschaftlich fundierten Ergebnissen ausrichten und somit die Qualität ihres Handelns absichern und verbessern können. EBM ist also ein Prozess, bei dem sich therapeutisches Denken und Handeln stetig ändert aufgrund neuer wissenschaftlich untermauerter Erkenntnisse (de Bie u. Kool 2004). Letztlich profitieren die Patienten von der evidenzbasierten Praxis ihrer Physiotherapeuten.
Für diese Einstufung gibt es, ausgehend von der US-amerikanischen Fachliteratur, mehrere leicht voneinander abweichende Skalen, die die Sicherheit oder das Niveau der Beweislage von Erkenntnissen klassifizieren (level of evidence; Sakett et al. 1996, Muir Gray 1997, Butler u. Darrah 2001). In diesen Skalen erhalten randomisierte kon-trollierte Studien (RCT) oder deren Meta-Analyse den Evidenzgrad I als „Goldstandard", während beispielsweise Expertenmeinungen oder klinische Erfahrungen nur mit einem Evidenzgrad V gekennzeichnet werden.

Übergeordnete, wissenschaftliche Messmethoden machen die auf einem Therapiekonzept beruhenden therapeutischen Ergebnisse nachvollziehbar.

Um ein Therapiekonzept zu erschließen ist es sinnvoll, das Ansinnen seiner Konstrukteure zu formulieren. Also nach seiner Entstehungsgeschichte zu fragen und das System der zentralen Begriffe zu ergründen. Dazu gilt es folgende Fragen zu klären

- Welche Ausgangsideen und Gedanken ließen das Konzept entstehen?
- Wovon lassen sich die Entwickler dieses Konzepts erkennbar leiten?
- Auf welche wissenschaftlichen Modelle oder (Alltags-)theorien greifen sie zurück?
- Wie definieren die Entwickler die Verwendung und Reichweite dieser Theorien und inwieweit sind sie für ein physiotherapeutisches Gebiet überhaupt tauglich?

Um diesem hohen Anspruch gerecht zu werden, müssen sich die meisten Therapiekonzepte in Bezug auf ihre Grundaussagen und ihre differenzierten

Methoden sind die Verfahrensweisen innerhalb eines Konzepts.

Professionelle therapeutische Kompetenz ist eine Voraussetzung für den kompetenten Umgang mit Methoden.

Prinzipien bieten Therapeuten Handlungsorientierungen für die Praxis.

Aussagen über Teilbereiche therapeutischen Handelns erst noch entfalten und verdeutlichen. Folglich sind wissenschaftliche wie praktische Konzepte in einem weiten Sinn theoretische Überlegungen, auf deren Grundlage seine Entwickler versucht haben, ein Problem zu benennen oder zu lösen.

Prinzipien: Leitfunktion für die Praxis

Physiotherapeuten bezeichnen Regeln bzw. Leitbilder für das Durchführen einer Behandlungstechnik als Prinzipien (*lat.* Anfang, Ursprung, Grundstoff). Prinzipien sind somit Gestaltungs*ideen* der therapeutischen Praxis, an denen Therapeuten ihr Handeln ausrichten. Mit Prinzipien sind *Wertorientierungen* verbunden, denn, was physiotherapeutisch prinzipiell für *wichtig* gehalten wird, empfindet die Therapeutin vermutlich auch als *gut*.
Therapieprinzipien beruhen nicht nur auf anerkannten *Grundsätzen*, die nicht mehr bewiesen werden müssen, sondern auch auf *Überzeugungen*, die einzelne Therapeuten und/oder eine Gruppe von „gleichgesinnten" Therapeuten hat.

- Ein gültiger Grundsatz in der Physiotherapie ist beispielsweise, Behandlungsziele auf der Grundlage des Clinical Reasoning Prozesses zu formulieren.
- Als Überzeugungen (im Sinne von Hypothesen) gründen Therapieprinzipien auf wissenschaftlich anerkannten Theorien, z. B. auf Schmerzerklärungsmodellen wie dem Gate-Control-Mechanismus (Melzack u. Wall 1965).

Es ist damit zu rechnen, dass Gültigkeit und Geltung physiotherapeutischer Prinzipien inhaltlich stets einem Wandel unterworfen sind, weil sich die wissenschaftlichen Erkenntnisse verändern und weiterentwickeln. Für die Praxis ist eine Verknüpfung von Überzeugungen über prinzipiell persönlich Richtiges mit Kenntnissen über empirisch Wichtiges wünschenswert.
Nach dem Mulligan-Konzept arbeitende Therapeuten orientieren sich z. B. an folgenden Prinzipien: Prinzip der Mobilisation von schmerzhaften Gelenken kombiniert mit aktiver Bewegung; Prinzip der sich aus der schmerzfreien Bewegungsrichtung ableitenden Behandlungsrichtung und der schmerzfreien Ausführung der Techniken (siehe Kapitel 2.3, 3.1).

Methoden: Handlungsorientierungen in den Verfahrensweisen suchen

Methoden (*gr.-lat.* Wege, Verfahren) sind spezielle *Verfahrensweisen*, die therapeutische Abläufe strukturieren. Methoden sind handlungsorientiert und werden auf der Basis von Prinzipien, im Rahmen eines Konzepts realisiert. Methoden physiotherapeutischer Therapiekonzepte sind und bleiben Methoden der Physiotherapie in den Händen professionell arbeitender Therapeuten.
Die Therapiemethodik insgesamt und die Therapiemethoden im Einzelnen lassen sich als eine Aufforderung zur Ausführung von speziellen Handlungen verstehen, in denen Ziele unter Einsatz entsprechender Verfahren realisiert werden. Hierbei verfolgt jeder einzelne Schritt ein Teilziel bzw. bildet eine Teilhandlung. Charakteristisch ist dabei auch die Struktur dieser Handlung. Sie besitzt die spezifischen Merkmale Sequenzialität, Irreversibilität und Ausschließlichkeit.

- *Sequenzialität:* Wird eine physiotherapeutische Methode angewandt, dienen die Teilziele einer Handlung als Basis der Verwirklichung eines jeweils nächsten Teilziels.
- *Irreversibilität:* Einzelne Schritte der Behandlung sind real unumkehrbar. Dies ist nur in der Vorstellung, der Planung und Reflexion einer Handlung möglich.
- *Ausschließlichkeit:* Das Ausführen einer gewählten Methode schließt den gleichzeitigen Vollzug anderer Methoden aus.

Methoden des Mulligan-Konzepts sind z. B. die Mobilisation with Movement (MWM), die Mulligan-Untersuchung/Untersuchung nach Mulligan und die Selbstbehandlung (siehe Kapitel 2.2.1, 3.1).

Techniken: Handwerkliches im Spezifischen meistern

Techniken (*griech.* Kunst, Handwerk) verweisen auf ein besonderes *Know-how* derjenigen, die eine Aufgabe oder ein Problem direkt meistern wollen. Wenn Techniken von Physiotherapeuten eingesetzt werden, gehören diese zum spezifischen Handwerkszeug, das einem therapeutischen Zweck dienen soll. Die Begründung des Einsatzes bestimmter

Techniken der Physiotherapie im Rahmen eines methodisch strukturierten Konzepts hilft vorzubeugen, dass Techniken ein „Eigenleben" führen und ihre Bedeutung sich auf eine therapeutisch sinnferne (oder gar sinnlose) Übungssammlung reduziert. Techniken sind sehr eng mit den Methoden verbunden. So wie die Methoden direkt der Praxisgestaltung dienen, sind Techniken ein spezifisches, flexibel und individuell einsetzbares Handwerkzeug für Therapeuten. Der Begriff Technik offenbart die Notwendigkeit, stets nach konzeptuellen, prinzipiellen und methodischen Verankerungen eines physiotherapeutischen Ansatzes zu suchen, in dem die Techniken der Physiotherapie einen Maßstab zur Orientierung vorfinden und von diesem aus Bedeutung in einem Konzept gewinnen. Die MWMs in den Extremitätengelenke und die SNAGs (Sustained Natural Apophyseal Glides) in den Wirbelsäulengelenken gehören zu den Techniken im Mulligan-Konzept.

Weitere Begriffsklärungen

Neben diesen Begriffen – *Konzept, Prinzip, Methode, Technik* – sind weitere verwandte Begriffe in der Reihe Therapiekonzepte in der Physiotherapie von Bedeutung. Dazu gehören die Begriffe Theorie, These, Hypothese, Modell, Ansatz. Sie werden daher im Folgenden definiert und kommentiert:

- Unter *Theorie* werden jene Alltags- und wissenschaftlichen Wisseneinheiten verstanden, die für zielgerichtete Erkenntnisprozesse und Wissensbestände zur Verfügung stehen, verfügbar gemacht werden und auf (empirische) Forschungsinteressen gerichtet sind. So haben Theorien die Funktion, die Suche, Beschaffung und Verarbeitung von Informationen über wahrgenommene oder vorgestellte Wirklichkeiten aus dem Gegenstandsspektrum zu steuern.
- Eine *These* (eine Art theoretische Kurzform, eine Aussage, eine „Setzung"), wird gelegentlich mit einem bestimmten „Wahrheitsanspruch" vorgebracht, ohne dass die theoretischen Hintergründe und die Interpretationsgrundlagen im Detail expliziert sein müssten. Als *Hypothese* (innerhalb eines Konzepts, einer Theorie, eines Modells usw.) fungiert eine Grundannahme über den Wirklichkeitsstatus eines ausgewählten Gegenstandsbereichs.
- Und ein *Modell* beschreibt wesentlich erscheinende Bezüge eines Sachverhalts, ist gegenüber der komplexen Wirklichkeit aber immer reduktiv. Das heißt, dass Modellvorstellungen über wirkliche Gegebenheiten zugunsten der inneren Stimmigkeit und Überschaubarkeit auf wesentliche Aspekte der Wirklichkeit verzichten (müssen).
- Ein *Ansatz* schließlich ist – im Sinne eines „Denkansatzes" – nur ein erster Zugang zu einem Problem oder einer Fragestellung. Er kann, weitergehend ausgearbeitet, das wissenschaftliche „Arbeitsmittelniveau" eines Konzepts, einer Theorie, eines Modells einschließlich der Methoden und Techniken gewinnen. Zumindest „ansatzweise" (sic!) sollen diese definitorischen Abgrenzungen hier genügen; sie sind potenziell ergänzungsfähig und variabel.

Techniken sind die spezifischen Werkzeuge eines Konzepts.

Zusammenfassung

Der zentrale Ankerpunkt ist das Konzept selbst. Die im Konzept integrierten Prinzipien der Therapie erhalten so eine Bedeutung. Wiederum mit beiden verbunden sind die Methoden (die man auch als physiotherapeutische Verfahrensweisen bezeichnen kann). Methoden sind ebenfalls konzeptuell begründet. Letztlich sind so auch die Techniken der Physiotherapie als handwerkliches Können konzeptuell rückführbar, prinzipiell ableitbar und methodisch handhabbar.

Im Mulligan-Konzept ist die *schmerzfreie Ausführung der Methoden und Techniken* ein wesentliches Prinzip. Die Methode *Mobilisation with movement* (MWM) basiert u. a. auf diesem Prinzip. Bestandteil der Methode MWM ist z. B. die Technik *MWMs* ISG. Schmerzfreiheit fördert die Selbstbehandlung und Compliance der Patienten – Voraussetzungen für die Sicherung des Therapieerfolges.

Literatur

Bie de R, Kool J. Wissenschaftliches Arbeiten. In: Hüter-Becker A, Dölken A. Beruf, Recht, wissenschaftliches Arbeiten. Stuttgart: Thieme; 2004.

Butler C, Darrah J. Effects of neurodevelopmental treatment (NDT) for cerebral palsy: An AACPDM evidence report. In: Developmental Medicine & Child Neurology. 2001; 43: 778–790.

Jaster HJ. Qualitätssicherung im Gesundheitswesen. Stuttgart. 1997.

Lohse-Busch H, Riedel M, Graf-Baumann T. Das therapeutische Angebot für bewegungsgestörte Kinder. Konzepte, Bewertung, Ausblicke. Berlin: 2001.

Melzack R, Wall PD. Pain mechanisms: a new theory. Science. 1965; 150:971.

Muir Gray JA. Evidence-based healthcare: How to make health policy and management decisions. New York. 1997.

Sackett DL, Richardson WS, Rosenberg W, Haynes RB. Evidenzbasierte Medizin. EBM-Umsetzung und -Vermittlung. München: 1999.

Sackett DL, Rosenberg WM, Gray JA, Haynes RB, Richardson WS. Evidence based Medicine: What it is and what it isn't. In: British Medical Journal. 1996: 312; 71–72.

Wesseler M. Evaluation und Evaluationsforschung. In: Tippelt, R.: Handbuch der Erwachsenenbildung/Weiterbildung. Opladen 1994, 671–686.

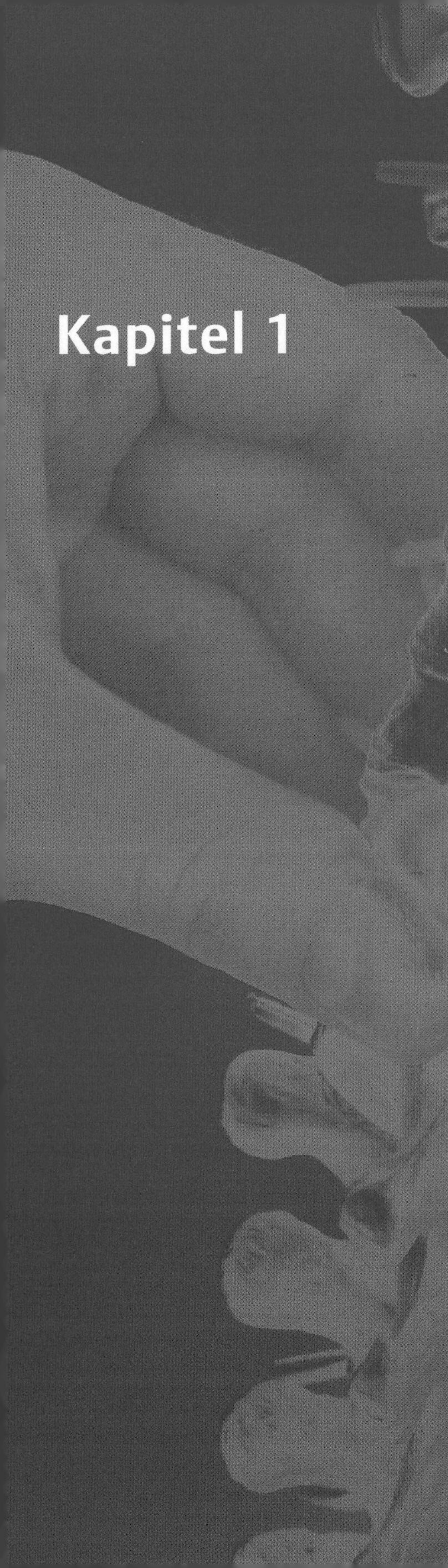

Kapitel 1

Kapitel 1

1 Geschichte und Entwicklung des Mulligan-Konzepts

Sarah-Ann Counsell

Einführung

Das Mulligan-Konzept ist die international anerkannte und akzeptierte Philosophie der schmerzfreien Mobilisation mit Bewegung in der Behandlung von Patienten mit Problemen des Bewegungssystems. Nach einem bescheidenen Start ging es in großen Schritten vorwärts in Richtung schmerzfreier Manual- und Manipulationstherapie. Es war eine Herausforderung an die Effektivität der Kliniker im Hinblick auf die Einschätzung, Diagnostik und Therapie ihrer Patienten. Die Möglichkeiten zur raschen Entscheidungsfindung, zu einer spezifischeren Therapieplanung und eine einzigartige Technik sind wie geschaffen für die Korrektur individueller, biomechanischer Störungen.

1.1 Einzigartige Innovationen

Mulligan: Schmerzlinderung ohne Schmerzerzeugung.

Die Entwicklung des Mulligan-Konzepts ist mit Innovationen für Patienten und Physiotherapeuten – im weiteren Sinne auch für die Physiotherapie – verbunden. Die Arbeit mit dem Konzept hat neue Fragen aufgeworfen und neue Behandlungsmöglichkeiten erzeugt. Die Fragen betrafen frühere Theorien zur Physiologie und Pathologie des Schmerzes. Dies führte zur Verbesserung einiger etablierter Techniken und veränderte den klinischen Behandlungsansatz des Schmerzmanagements. Dieses Konzept „zwingt" Physiotherapeuten, bei jedem neuen Patienten ihre etablierten Theorien zu hinterfragen. Somit hatte es tief greifende Auswirkungen auf die Entwicklung in Klinik und Forschung der letzten Jahre:

- Effektivere Diagnostik: Die Kliniker können heute schnell evaluieren und diagnostizieren, während sie gewissermaßen eine „Echtzeit-EBM" anwenden (siehe Prolog). Das war früher unvorstellbar, da die Re-Evaluation immer eine veränderte Patientenposition erforderte und somit zu einem verzögerten Therapieablauf führte.
- Effektivere Therapie: Das spezielle Ziel der Techniken Mobilisations with Movement (MWMs) und der Sustained Natural Apophyseal Glides (SNAGs) ist die schmerzfreie Wiederherstellung der normalen Beweglichkeit, mit Verbesserung der physikalischen Einschränkungen der Gelenkbeweglichkeit und der Reduzierung der Schmerzausbreitung.
- Effektivere interdisziplinäre Zusammenarbeit: Die effektivere Therapie ermöglichte wiederum den Klinikern eine größere Sorgfalt bei der Technik und Diagnostik an den Tag zu legen, neben dem, was die modernen Untersuchungstechniken bieten, und ermöglicht die rasche Überweisung zur weiteren medizinischen Untersuchung, falls die eingesetzten Techniken ineffektiv oder nicht hilfreich sind.
- Zusammenfassend ergibt sich für die Patienten und Kliniker die aufschlussreiche Konsequenz, dass die Schmerzlinderung ohne Schmerzerzeugung die absolute Priorität genießt.

Während Brian Mulligan sein Konzept zunächst nicht als neu, sondern nur als Modifikation „alter etablierter Techniken" ansah, muss man doch auf die deutlichen Unterschiede zwischen den früheren manualtherapeutischen Behandlungen und der Entwicklung dieses klinischen Ansatzes hinweisen. Viele der Techniken arbeiten mit belasteten Ausgangsstellungen und bahnen die normale Bewegung. Dies geschieht in Übereinstimmung mit den Forschungen zur neuralen Bahnung von Bewegung und spezifischen Muskeltrainings, wobei alle anatomischen Behandlungsgrundsätze Strukturen in der

Behandlung grundsätzlich sofort zusammenspielen. Neben den Vorteilen für den Patienten gibt es noch weitere für die Therapeuten:

- Mehr Know-how: Die effektive Wirkung der Techniken stellt sich sehr schnell ein, aber nur bei sorgfältiger Technikdurchführung. Daher kann sogar ein ungeübter Kliniker, der mit der Manualtherapie beginnt, rasch Erfolge erzielen (sofern die Prinzipien und Anwendungsregeln befolgt werden). Gründliche Fachkenntnisse der Gelenkmechanik und der korrekten Ausführung sind erforderlich, jede Unsauberkeit verträgt sich nicht mit einer wirklichen schmerzlosen Durchführung der Technik. Somit ist die weit reichende Wirkung, die Mulligans Konzept hinterlassen hat, die Entwicklung einer einzigartig ausgebildeten Generation von Klinikern, die die Fertigkeit zur Kontrolle mancher Schmerzbilder des Bewegungssystems besitzt. Damit eröffnete sich für viele Kliniker eine neue Dimension ihrer Arbeit und Ausbildung, was eine neue Generation von Physiotherapeuten hervorgebracht hat.
- Mehr Sicherheit: Die strikten und klaren Anleitungen erlaubten den Klinikern den Erwerb neuer Fertigkeiten, sei es am Anfang einer manipulativen Physiotherapielaufbahn oder bei der Rückkehr in den Beruf nach einer Pause. In Ländern, in denen sich Gerichtsprozesse negativ auf die Verbreitung der Manualtherapie auswirken, erlaubt die Philosophie der Schmerzlosigkeit die Definition eindeutiger Parameter, innerhalb derer Kliniker sicher arbeiten können.

Die Resultate müssen sich in akuten oder chronischen Fällen direkt zeigen, und es muss sichergestellt sein, dass die Verbesserung für den Kliniker messbar bleibt, damit er überzeugt ist, dass sie wirklich die Versorgung des Patienten signifikant voranbringt. Die objektiven physikalischen und die subjektiven Marker müssen sich bessern, damit die klinische Behandlung als Erfolg gewertet werden kann, die Gesamtfunktion muss sich bessern. Es gibt viele einzigartige Features wie etwa die Reversal Control (Prozedere zur Vermeidung von Symptomverschlechterungen) und die Unmittelbarkeit des Ergebnisses, was weiter unten in diesem Kapitel besprochen wird (siehe 1.6).

1.2 Klinische Entwicklung

Aus historischer Sicht ist die HWS und die Technik des SNAG, dem gehaltenen physiologischen Gleiten im Facettengelenk sozusagen das Ursprungsgebiet der Methode MWM. Ausgehend von Mobilisationen innerhalb des schmerzfreien Bewegungsausmaßes von Patienten mit HWS-Beschwerden entwickelte Mulligan die SNAGs. (Häufig verbunden mit dem „Erstaunen", dass der Schmerz verschwunden sei!) Eine inkorrekte Gleitbewegung des Gelenks führte jedoch zu Schmerzen und nicht zu Bewegungs- oder Funktionsverbesserungen. Mulligan (Abb. 1.1) zitierte und zitiert gerne Louis Pasteur „Auf dem Gebiet der Entdeckungen bevorzugt der Zufall nur den vorbereiteten Verstand". Dieser Satz taucht regelmäßig in seinen Veröffentlichungen der vergangenen zwanzig Jahre auf und wurde Teil seiner internationalen Präsentationen. Mulligan möchte mit diesem Zitat zukünftigen Klinikern nahe legen, den subtilen Details viel Beachtung zu schenken, um keine Möglichkeit auszulassen, den Patienten, mit denen Physiotherapeuten arbeiten, zu helfen. Daran zeigt sich, dass er sofort die Tragweite dieses Phänomens, seine Signifikanz, Einzigartigkeit und sein Potenzial für die Schmerzbehandlung und für die Versorgung der Patienten erkannte.

Mulligan erkannte schnell das Potenzial der schmerzfreien Mobilisationen im Bereich der HWS.

Das Mulligan-Konzept entwickelt sich in einem wahrlich furchterregenden Tempo, da die Kliniker immer mehr Überraschungen in der schmerzlosen Behandlung mit dem Mulligan-Konzept erleben, was den Forschern immer weitere Fragen beschert hat. Allmählich finden die von Mulligans

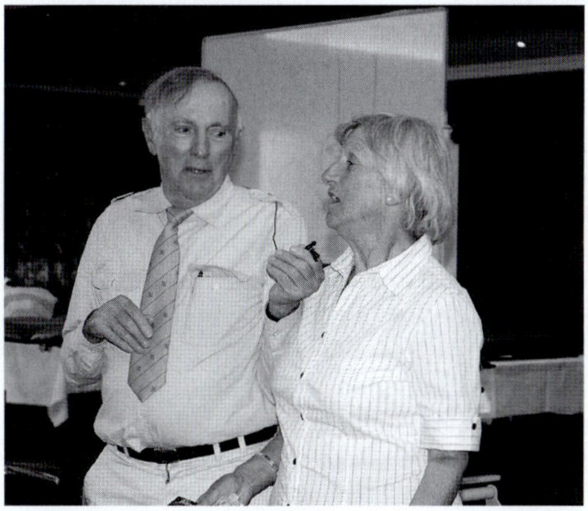

Abb. 1.1 Brian Mulligan und seine Ehefrau Dawn.

Arbeiten abgeleiteten Theorien Bestätigung und Verbreitung.

Die Herausforderung zur Entwicklung einer schnellen und effektiven Behandlungsmethode für die Patienten und ein neues Verständnis für die klinischen Möglichkeiten der neuromuskuloskelettalen Medizin genießt absolute Priorität.

1.3 Extremitäten und Konzeptentwicklung

Es entstanden neue Möglichkeiten in der Extremitätenbehandlung und Mulligan entwickelte seinen, wie er gerne sagt, „Potpourri (buntes Durcheinander) der Ideen". Diese Ideen reiften nach seiner Teilnahme an einem Kurs von Freddy Kaltenborn im Jahre 1970. Allerdings kamen die didaktischen Einflüsse auch von G. Maitland, J. Cyriax, J. Mennell und J. McConnell. Das Pain Release Phenomenon (PRP) und die entwickelten Kompressionstechniken basieren beispielsweise auf der Arbeit von G. Maitland („The hypothesis of adding compression when examining and treating synovial joints", 1981). Er nutzt die Hauptbewegung (Edwards 1994), und die Schmerzprovokation bleibt auf einem absoluten Minimum. Von diesen Vorgaben ausgehend, die zuerst im Rahmen der Kompression bei physiologischen Gelenkbewegungstests, d.h. akzessorischen Bewegungstests (z.B. Gleiten) veröffentlicht wurden, entwickelte sich das neue Konzept des Pain Release Phenomenon (PRP). Die „magische" 20-Sekunden-Vorgabe stellt sicher, dass sich der Zustand des Patienten durch die Behandlung nie verschlimmert. „Bei jeder Schmerzzunahme muss die Behandlung sofort abgebrochen werden" (Mulligan 2006, S. 127). Es sei noch einmal betont, dass diese Techniken eine rasche Veränderung der Symptomatik bewirken können und gleichzeitig die Behandlungsschmerzen minimieren. Die genauen Anleitungen führten später zur Entwicklung der 20-sekündigen Anwendung mit geringer Kraft und geringer Dehnung. Die besten Resultate gab es bei Patienten mit 6-wöchigen Beschwerden oder schon weiter chronifizierten Verläufen. In akuten Fällen werden 6-sekündige Anwendungen mit geringer Kraft empfohlen. Allerdings ermutigt die Lehre zur Erforschung und nicht zum starren Festhalten an der Form.

Durch die jahrzehntelange klinische Erfahrung mit dem Einsatz dieser Techniken konnten sich eine spezifische Patientenversorgung und definierte klinische Richtlinien entwickeln. Innerhalb des Potpourris gab es spezifische Behandlungsregime:

- akuter Schiefhals (1957),
- Fasciitis plantaris (1973) und
- Frozen Shoulder (1974).

Es folgten: Ellenbogen-, Finger- und Zehengelenke mit teils sehr individuellen Techniken und anderen, die sich als Anfänge der MWM (Mobilisations with Movement) erkennen lassen, wie z.B. die MWM des Akromioklavikulargelenks für die Flexion oder Abduktion im Schultergelenk. Diese Technik eignet sich für Patienten mit einer reversiblen Störung des glenohumeralen Rhythmus, die mit einer sofort einsetzenden Elevation der Klavikula während Flexion bzw. Abduktion verbunden ist. Zur Besserung der Symptomatik setzen die Therapeuten ein nach inferior gerichtetes Gleiten am proximalen oder distalen Klavikulaende ein (an der Stelle der aktuellen Symptomatik), das die Anhebung verhindert, aber eine posteriore Rotation zulässt, um die Wiedererlangung des vollständigen Bewegungsausmaßes der Flexion im Schultergelenk zu unterstützen.

Die Methode MWM für die peripheren Gelenke hat sich inzwischen so sehr entwickelt, dass NAGs, SNAGs, MWMs usw. in der 5. und letzten Auflage des Buches Manual Therapy (Mulligan 2006) einen großen Raum einnehmen. Die Squeeze-Technik gehört ebenfalls zu den frühen Techniken der MWM. Sie ist auch ein gutes Beispiel für einen neuen Ansatz in der Behandlung von Patienten mit Meniskusbeschwerden und hat die Behandlung des Kniegelenks stark beeinflusst. Dabei erfolgt die Mobilisation an der schmerzhaftesten Stelle des Gelenkknorpels schmerzfrei. Diese Stelle wird als „außerhalb ihrer physiologischen Grenzen" beschrieben. Die Mobilisation wird mit gerade so viel Druck ausgeführt, dass sie schmerzlos bleibt, während der Patient die aktive Bewegungskomponente beisteuert. Die Squeeze-Technik kann je nach Erfordernis in belasteten oder unbelasteten Ausgangsstellungen angewandt werden. Sie ermöglicht Patienten und Berufsanfängern etwas über die Pathologie und Biomechanik des Knorpels zu lernen, z.B. wie der geschädigte Knorpel

Tab. 1.1 Stationen und Entwicklungen des Mulligan-Konzepts

Jahr	Ereignis
1957	Mulligan entwickelt das Behandlungsregime akuter Schiefhals (Vorläufer MWM)
1970	Mulligan beginnt Manuelle Therapie nach Kaltenborn zu unterrichten Mulligan nimmt an einem Kurs von Freddy Kaltenborn teil
1973	Mulligan entwickelt das Behandlungsregime Fasciitis plantaris (Vorläufer MWM)
1974	Mulligan entwickelt das Behandlungsregime Frozen Shoulder (Vorläufer MWM)
ca. Mitte der 1970er-Jahre	Mulligan entwickelt Behandlungsregime für Ellenbogen-, Finger- und Zehengelenke (direkte Anfänge der MWM) Start des Konzepts mit der Entwicklung der Methode SNAGs
1988	Vorstellung des Konzepts bei der IFOMT in Cambridge
1989	1. Auflage des Lehrbuches von Brian Mulligan: *Manual Therapy. NAGs SNAGs MWMs etc.*
1990er-Jahre	Entwicklung des Fortbildungsprogramms in den USA
1992	2. Auflage des Lehrbuches
1995	Gründung der MCTA (Mulligan Concept Teacher Association) 3. Auflage des Lehrbuches
1996	Erste Mulligan Kurse in Deutschland
1999	4. Auflage des Lehrbuches
2003	1. Auflage des Buches zur Selbstbehandlung von Brian Mulligan: Self Treatments for Back, Neck and Limbs. A new approach
2004	5. Auflage des Lehrbuches
2005	Beginn des Certified Mulligan Practitioner (CMP) Programms in den USA Entstehung der Kurs CD-Rom „Mulligan Practitioner“ und der DVDs „Mulligan Home Exercise“ sowie „Mulligan Taping Techniques“
2006	Verabschiedung der Satzung der MCTA Überarbeitete 5. Auflage des Lehrbuches 2. Auflage des Buches zur Selbstbehandlung Erstes CMP-Examen in Europa (Aschaffenburg/Deutschland)
2009	Internationale Mulligan-Konferenz Chicago (USA): *Mulligan Concept, Mobilisation with Movement: The Science, the Evidence and the Art*

mechanisch günstig beeinflusst werden kann. Man erkennt in dieser Technik McMurrays ursprünglichen Knorpeltest und die ursprüngliche Weichteilmassage des Lig. coronarium nach Cyriax. Beide Techniken wurden zu einer neuen und erfolgreicheren schmerzlosen Behandlung weiterentwickelt, die häufig die normale Mechanik im Kniegelenk wiederherstellen kann. Obwohl sie für den klassischen Korbhenkelriss des Meniskus nicht empfohlen wird, gibt es die größten Erfolge in der postoperativen Behandlung von Patienten mit Gonarthrose und Meniskusbeschwerden, deren Funktion noch nicht völlig wiederhergestellt ist.

1.4 Entwicklung von SNAGs und MWMs

Die SNAGs waren die ersten MWMs mit einer aktiven Bewegungskomponente und der Anfang eines neuen Konzepts in der Manualtherapie. Dieser Ansatz wurde rasch auf die peripheren Gelenke übertragen, und zwar zunächst auf die Scharniergelenke. Die hilfreichsten Mobilisationen wurden 1989 als „mediales und laterales Gleiten besonders bei Flexionsverlust" angegeben. 1992 hatte sich für die Fingergelenke „für jede Situation das erfolgreiche laterale Gleiten" herausgebildet. Die Techniken für die Finger-, Knie- und Ellenbogengelenke erreichten eine neue Dimension in Form der MWM, der sogenannten „Miracle-Technik". Bei schmerzloser (!) Durchführung verbesserte sich der Bewegungsbereich. Die entstandenen Empfehlungen für die Durchführung lauteten nun „kein Verkeilen" und „nicht zu viel Kraftaufwand". Laut der 1. Auflage des Buches „Manual Therapy" hatte das Gleiten „parallel zur Behandlungsebene" (Abb. 2.2) zu erfolgen (Mulligan 1989, Vorwort). Zu den weiteren Regeln gehört z. B. diese unumstößliche aus dem Jahre 1989: „Wenn Sie das Gelenkspiel vor einer Mobilisation oder Manipulation aufnehmen und es schmerzhaft ist, dürfen Sie nicht fortfahren" (Mulligan 1989, Vorwort). Die Gleitbewegung wird bis zum Bewegungsende geführt und dann nach einigen Sekunden bis zum Endpunkt fortgesetzt. Das Gleiten wird zur Rückführung in die gestreckte Position beibehalten. Diese Techniken sind besonders in den Fingergelenken äußerst hilfreich, vor allem nach Sportverletzungen mit einem überdehnten, geschwollenen oder subluxierten Gelenk.

Die 2. Auflage von „Manual Therapy" erschien 1992. Im zweiten Teil wurden darin die MWM und ihre „spektakulären Erfolge" detailliert erläutert. Neu hinzugekommen waren ausführliche Beschreibungen der passiven Bewegungen und aktiven Muskelkontraktionen, wie z. B. bei Patienten mit Tennisellenbogen. Die Beschreibung der aktiven Bewegung stand nicht mehr an erster Stelle.

Durchbruch der MWM

Allerdings waren noch weitere professionelle Validierungen erforderlich, bevor die MWM zur Behandlung von Patienten mit eingeschränkten Extremitätengelenken in die manualtherapeutischen Kurse integriert werden konnte. Mulligan (Abb. 1.2) nahm an, dass dies schnell geschehen würde, wenn die manipulativ arbeitenden Physiotherapeuten erst einmal mit der Technik vertraut wären und sie anwendeten, was auch der Fall war. Zur Unterstützung der Ausbildung wurden Videoreihen mit klinischen Technikdemonstrationen entwickelt, die ein enormes Interesse hervorriefen.

1.5 Der unwissenschaftliche Beobachter

So bezeichnete Mulligan anfangs sich selbst. – Erstmalig Ende der 90er-Jahre wurden seine Theorien diskutiert, Störungen der Gelenkführung (Tracking-Probleme), ähnlich wie die der Patella, Wiederholungen zur Anbahnung der Bewegung (für die „Gelenkerinnerung", um in der Spur zu bleiben)

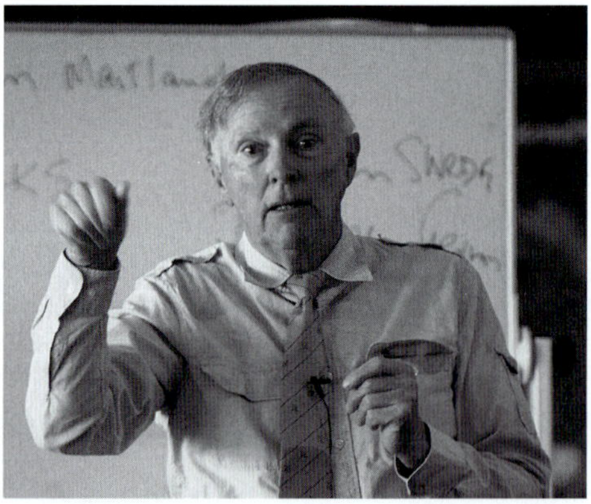

Abb. 1.2 Brian Mulligan: nach wie vor engagierter Lehrer des Konzepts.

sowie die Korrektur kleinerer Stellungsfehler. Für die größeren Gelenke, Knie- und Ellenbogengelenk, wurde die Verwendung eines Therapiegurtes empfohlen, durch den die Kontrolle des Gleitens durch die Flexions- und Extensionsbereiche erleichtert wurde. Vorsichtshalber wurden ältere oder schwache Patienten sowie Kinder von der Behandlung mit dem Therapiegurt ausgenommen. Diese Techniken sind für die Versorgung dieser Gelenke essenziell. Therapeuten, die nach Mulligan behandeln, kommen an ihnen nicht vorbei. Die möglichen Modifikationen erlauben die genaue Anpassung an die individuelle Biomechanik.

1.6 Entwicklung der Umkehrtechniken – Reverse-Techniken

Brian Mulligan hat von Anfang an die Methoden und Techniken des Konzepts kontinuierlich weiterentwickelt aufgrund seiner empirischen bzw. praktischen Erfahrungen (Bsp. Reverse-Techniken) und aufgrund wissenschaftlicher Studien (siehe Kapitel 5.2). Er sucht dazu den Austausch mit anderen Therapeuten, die nach dem Mulligan-Konzept arbeiten, und ist offen für deren Ideen zur Weiterentwicklung (Bsp. Schmerzkontrolle durch Umkehrbewegungen bzw. „Reversal-Control"). Im Folgenden gehe ich kurz auf die genannten Beispiele und deren Bedeutung für das Mulligan-Konzept ein.

Phänomen der Schmerzkontrolle: „Reversal-Control"

Hierbei handelt es sich um ein hochinteressantes Phänomen. Es im Vergleich zu anderen medizinischen oder physiotherapeutischen Konzepten auf die Verbesserung der Diagnostik zu reduzieren, wird ihm nicht gerecht. McKenzie entdeckte das Zentralisationsphänomen, bei dem sich der Ursprung des Schmerzes von der Wirbelsäule in die Peripherie zurückverfolgen lässt. Bei der Anwendung des McKenzie-Konzepts kommt es durch Neudefinition zu einer Abnahme der distalen Symptome, aber manchmal auch zu einer Zunahme der proximalen Symptomatik, häufig in den spinalen Regionen. Nach dem Mulligan-Konzept arbeitende Manualtherapeuten verzeichnen manchmal einen Rückgang der peripheren Symptomatik, eine Zunahme

Box 1

Nutzen des Mulligan-Konzepts:
In einer Welt permanenter finanzieller Beschränkungen gegenüber den Anbietern von Gesundheitsleistungen und Versicherungen führt die Behandlung nach dem Mulligan-Konzept erfreulich schnell zu Resultaten. Dies gilt besonders für die Behandlung von Patienten mit akuten Schmerzen. Chronische Patienten reagieren aber ebenfalls schnell, was die Definition von „chronisch" infrage stellt. Regelmäßig gibt es Patienten, die nach minimalen Behandlungen Krankengeschichten von 2–40 Jahren und länger hinter sich lassen. Patienten mit chronischen Erkrankungen, die schon jede Hoffnung auf ein normales Leben aufgegeben hatten, können ihre normale Beweglichkeit wiedererlangen. Mit solchen Patienten habe ich 20 Jahre lang nach dem Mulligan-Konzept gearbeitet. Auf diesem Gebiet verändert man durch erstaunliche Resultate das Leben von schwer chronisch kranken Patienten mit jahrzehntelanger Schmerzanamnese. Diese Patienten, die in zahlreichen Schmerzkliniken, durch Operationen und andere Behandlungen keine Besserung fanden, stellen sich oft mit schweren Reizzuständen vor und haben gelernt, mit ihren Schmerzen und ihrer Funktionseinschränkung zu leben und damit umzugehen. Diese Behandlung ist bei chronischen Patienten besonders dann angebracht, wenn Ängste eine große Rolle spielen. Wenn die Prinzipien und Regeln verinnerlicht wurden, erlaubt die Philosophie der Schmerzlosigkeit des Mulligan-Konzepts dem Kliniker eine positive Programm- und Behandlungsauswahl. Das System verringert den erlernten Faktor Angst, der manchmal auf frühere schmerzhafte Behandlungen zurückgeht. Das vorsichtige Vorgehen in der Therapie nach dem Mulligan-Konzept, erhöht die Sicherheit der Patienten. Entscheidend ist eine gute Kommunikation. Die Patienten müssen verstehen, was die Therapeuten erreichen möchten und dass wir ihn führen, ohne ihm zu sagen, was wir von ihm erwarten. Eine Verringerung der Ängste ebnet einer schmerzlosen Behandlung den Weg und öffnet die Türen für normale Bewegungen und ein normaleres Rekrutierungsmuster. Somit bekommen Gelenk, Muskulatur und Nervenbahnen wieder die Möglichkeit, ohne die Beschränkungen aufgrund von Schmerzen, zusammenzuwirken. Obwohl das Mulligan-Konzept kein Allheil- oder Wundermittel ist, ist seine Wirksamkeit für Patienten und Kliniker unmittelbar erkennbar, sodass auch die Behandlung entsprechend zügig voranschreitet.

der Beschwerden in der zentralen Schmerzregion tolerieren sie jedoch nicht.
Mit „Reversal-Control" bezeichne ich die Fähigkeit des Klinikers, die Schmerzen im Bewegungssystem zu kontrollieren und eine Verschlimmerung der Symptome zu vermeiden. Wenn die Therapeuten z. B. während der Untersuchung das Symptom provozieren, müssen sie augenblicklich stoppen und sofort die Richtung wechseln, um die Verschlechterung der Symptomatik wieder zu reduzieren. Häufig ist nur eine kleine Richtungsänderung notwendig, damit sich eine deutliche Schmerzlinderung einstellt. Bei manchen Patienten geschieht dies in der genau entgegengesetzten Bewegungsrichtung. Am Beispiel des Schultergelenkes mit einem klassischen Positionsfehler des Humeruskopfes kommt es im Extremfall zum vollständigen Verlust der Gelenkbeweglichkeit. Die schmerzfreie Gleitbewegung findet man häufig durch ein Gleiten von anterior nach posterior. Oft ist die schlimmste Bewegung die Abduktion in der Skapulaebene. Wenn hier das Gleiten schmerzfrei ist, würde es in der entgegengesetzten Richtung zu einer Zunahme der Deformität und der Schmerzen mit einem entsprechenden Bewegungsverlust kommen. Wenn jedoch Schmerzen provoziert werden, müssen die Therapeuten sofort reagieren, indem sie das Gleiten in die genau entgegengesetzte Richtung umkehren. Auch hier ist sehr viel Fingerspitzengefühl erforderlich. Die Therapeuten müssen die Ausgangsposition bei diesem Fehlversuch verstehen. Sie können nichts daraus ableiten und dürfen sich nicht an vorgefertigte Ideen klammern, die ihre ausdauernden Bestrebungen einschränken, die perfekte schmerzlose Gleitrichtung zu finden und das Bewegungsausmaß zu vergrößern.

Box 2

Reversal-Control – Kopfschmerzen: Bei Kopfschmerzen demonstrieren Headache SNAGs und Reverse-Headache-SNAGs die Kontrolle des Schmerzes in einer bekanntermaßen vulnerablen Region. Die in dieser Region infrage kommenden Techniken sind:
Headache SNAG („Die beiden obersten Wirbel werden auf der Basis des stationären Okziput nach ventral bewegt"), Reverse-Headache-SNAG (das Okziput wird auf der oberen HWS nach vorne gezogen), HWS-Distraktion über eine manuelle Traktion in Extension am liegenden Patienten, SNAGs im Segment C1/2 (ebenfalls essenzielle Techniken bei Kopfschmerzen in Kombination mit einer Rotationseinschränkung). Für alle Anwendungen gibt es Reverse-Techniken, falls die erste Richtungswahl zu keiner Verbesserung führte.

So verhält es sich auch an der Wirbelsäule mit NAGs und umgekehrten NAGs. NAGs, die im klinischen Setting eine Abwehrreaktion hervorriefen, ließen Mulligan rasch reagieren und führten zur Entwicklung der umgekehrten NAGs. Es zeigte sich erneut das Phänomen der Schmerzkontrolle (Reversal-Control). Die sofortige Wiedererlangung der Kontrolle über das Segment ist gewissermaßen die Sicherheitsmaßnahme in diesem Konzept. Es gibt heute viele Umkehrtechniken (Reverse-Techniken) für die unterschiedlichen Körperregionen, die das Potenzial aufzeigen, über die das Mulligan-Konzept verfügt.

1.7 Eigenbehandlung

Zu vielen dieser Techniken bestehen Möglichkeiten der Eigenbehandlung, und solange der Patient die Regeln verstanden hat und die Ergebnisse reproduziert werden, führt dies zu einer Reduzierung der Behandlungszeiten, wobei jedoch der Patient seine Symptome im Wesentlichen kontrolliert, um Schmerzchronifizierungen und weiteren Schädigungen vorzubeugen. Häufig werden dabei neben den Händen des Patienten auch Handtücher, spezielle therapeutische Übungsgeräte und natürlich Tapes verwendet (siehe Kapitel 3).

1.8 Internationale Entwicklungen

Die Mulligan-Techniken wurden 1988 der IFOMT (International Federation Orthopaedic Manipulative Therapists) in Cambridge vorgestellt. Auch die thorakalen SNAGs lehrte Mulligan in den USA. In den 1990er-Jahren hielt er Vorlesungen als Gastdozent an der Curtin University (Perth/Australien, Abb. 1.3) und bat mich um die Mitarbeit an der Entwicklung eines Ausbilderprogramms in den USA. Heute gibt es Mulligan-Ausbilder in der ganzen Welt, in Neuseeland, USA, Brasilien, Indien, Europa, Australien und Afrika, um nur einige zu nennen.

Es gibt in den USA und in Europa Ausbilder für das CMP-Programm, und es sollen bald noch viele Länder folgen (siehe Kapitel 6).

1.9 Forschung

Das Forschungsvolumen hat in den letzten Jahrzehnten erheblich zugenommen, und viele Veröffentlichungen belegen heute, dass Mulligans ursprüngliche Theorien schon sehr präzise waren. Erst vor kurzem (2008) wurden Arbeiten über den Tennisellbogen, die Schulter (Teys et al. 2008) und den zervikogenen Schwindel (Reid et al. 2008) veröffentlicht. Die Entwicklungen in der Schmerzphysiologie ermöglichen es uns, die Mechanismen hinter dem unmittelbar auftretenden Phänomen der Schmerzfreiheit zu verstehen. Jüngere Arbeiten, die sich mit den Wirkungen des Tapens befassen, befördern unser Verständnis für Mulligans klinisches Tapen bei der Fixierung von Gelenken in der korrekten Position nach einer Behandlung bis hin zur korrigierenden Führung von Sehnen und Muskelfasern und -faszien. Hier wird das Tapen eingesetzt, um die wiedererlangte Funktion zu erhalten, wobei die normale Bewegung nie blockiert wird. Die Prüfung von Hauptbewegung und Funktion muss eine substanziell veränderte Funktion zeigen, um als erfolgreich gelten zu können (siehe Kapitel 5.2).

Das biomechanische Modell

Während der Schulterbewegung bei Probanden ohne Schulterpathologie bleibt der Humeruskopf relativ zentriert in der Cavitas glenoidalis (Harryman et al. 1990). Kinematische Studien an Patienten mit Impingement-Syndrom, Ruptur der Rotatorenmanschette, Verlust der Integrität des Kapselbandapparates oder neuromuskulärer Schwäche zeigten eine abnorme oder exzessive superiore und/oder anteriore Translation des Humeruskopfes in der Cavitas glenoidalis (Masten et al. 1993, Kamkar u. Irrgang 1993, Flatow et al. 1994). Eine exzessive Translation des Humeruskopfes entlang der Cavitas glenoidalis führte zu Schmerzen und Funktionseinschränkungen (Masten et al. 1993).

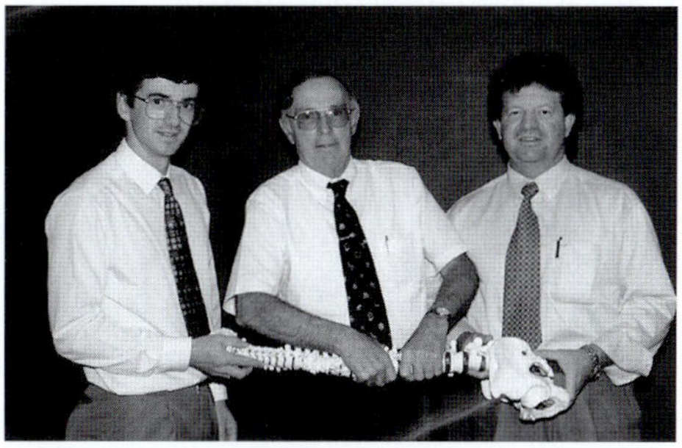

Abb. 1.3 Brian Mulligan mit den australischen Kollegen Toby Hall (links) und Kim Robinson (rechts) 1994 in Perth/Australien.

Mulligans biomechanisches Modell zur Erklärung der klinischen Wirksamkeit seiner Methode wurde von Teys et al. (2008) veröffentlicht. Der Artikel bezieht sich auf den Stellungsfehler des anterioren Humeruskopfes, der durch MWMs in anterioposteriorer Richtung in der Skapulaebene verringert wird.

Eine Studie zur Bestimmung der MWM-Wirkung bei Patienten mit Schulterschmerzen und Bewegungseinschränkung lieferte überzeugende Resultate (Teys et al. 2008). Das Bewegungsausmaß verbesserte sich nach MWM um 10° bzw. um 42° nach 4 Anwendungen im Vergleich zu 22° nach 4–10 Anwendungen mit individueller Behandlung mit überwiegendem Trainingscharakter. Die MWMs bei Patienten mit schmerzhaftem Schultergelenk führten zu einer unmittelbaren und signifikanten Verbesserung des Bewegungsausmaßes und der Druckschmerzschwelle. Der zugrunde liegende Mechanismus scheint mehr mit dem Schmerzsystem zusammenzuhängen als mit den lokalen Gelenk- oder Muskelstrukturen. „Weitere Studien zur Schulter sollten durchgeführt werden, um zu bestimmen, ob endogene schmerzinhibitorische Systeme durch die Manipulation angesprochen werden und zu Veränderungen der Druckschmerzschwelle führen“ (Teys et al. 2008).

Zusammenfassung

Das Mulligan-Konzept ist ein vergleichsweise junges Konzept, das sich im Lauf der letzten 20 Jahre entwickelte. Zunächst verstand Mulligan seine Techniken als Weiterentwicklung bestehender manualtherapeutischer Techniken. Allmählich kristallisierten sich jedoch ganz eigene Ansätze und Vorgehensweisen heraus, die zu einem neuen Modell und neuen Methoden führten, zu vielen Forschungsarbeiten und zu einer allmählichen internationalen Ausbreitung eines neu entstandenen Konzepts.

Innovationen des Mulligan-Konzepts sind: die effektivere Diagnostik und Therapie, aufgrund eines neuen vertieften, pathomechanischen Verständnisses, und die daraus resultierende verbesserte interdisziplinäre Zusammenarbeit sowie die erhöhte Sicherheit für Patienten und Therapeuten in der manualtherapeutischen Behandlung. Dreh- und Angelpunkt all dieser Verändungen bzw. Weiterentwicklungen ist die Schmerzlinderung ohne Schmerzerzeugung.

Literatur

Edwards BC. Manual of Combined Movements. 1st edition. London: Churchill Livingstone; 1992.

Flatow E, Soslowsky J, Ticker J, Palwick R, Hepler M, Ark J, Mow V, Bigliani L. Excursions of the rotator cuff under the acromion. Patterns of sub acromial contact. American Journal of Sports Medicine. 1994;22:7779–88.

Harryman D, Sidles J, Clark J, K. M, Gibb T, Masten F. Translation of the humeral head on the glenoid with passive glenohumeral motion. The Journal of Bone and Joint Surgery. 1990;72-A: 1334–43.

Hubbard JT, Hertel J, Sherbondy P. Fibular position in individuals with self-reported chronic ankle instability. Journal of Orthopaedic and Sports Physical therapy. 36;1: 2006.

Hubbard JT, Hertel J. Anterior positional fault of the fibular after sub acute lateral ankle sprains. Manual Therapy. 2008;13: 63–67.

Kamkar A, Irrgang J. Nonoperative management of secondary shoulder impingement syndrome. Journal of Orthopaedic and Sports Physical Therapy. 1993;17: 212–24.

Kavanagh J. Is there a positional fault at the inferior tibiofibular joint in patients with acute or chronic ankle sprains compared to normals? Manual Therapy. 1999;4: 1: 19–24.

Maitland G. The hypothesis of adding compression when examining and treating synovial joints. 1981

Masten F, Fu F, Hawkins R. The shoulder; a balance of mobility and stability. Rosemont, Il; American Journal of Orthopaedic Surgeons; 1993.

Mulligan B. Manual Therapy 'NAGS and SNAGS, MWM'S etc. Wellington: Plane View Services Ltd; 1989, 1992, 1995, 1999, 2004, 2006.

Mulligan B. Personal communication.

Mulligan B. Self Treatment for Back and Neck and Limbs. Wellington: Plane View Services Ltd 2003; 2006.

Reid SA, Rivett DA, Katekar G, Callister R. Sustained natural appophyseal glides (SNAGS) are an effective treatment for cervicogenic dizziness. Manual Therapy. 2008;13: 357–366.

Teys P, Bisset L, Vincenzino B. The initial effects of a Mulligan's mobilization with movement technique on range of movement and pressure pain threshold in pain limited shoulders. Manual Therapy. 2008;13: 37–42.

Vincenzino B, Paungmali A, Buratowski S, Wright A. Specific manipulative therapy treatment for chronic lateral epicondylalgia produces uniquely characteristic hypoalgesia. Manual Therapy. 2001;6: 205–12.

Vincenzino B, Wright A. Effects of a novel manipulative therapy technique on tennis elbow; a single case study. Manual Therapy. 1995;1:30–5.

Wright A. Hypoalgesia post manipulative therapy: a review of the potential neurophysiological mechanism. Manual Therapy. 1995;1: 11–6.

Kapitel 2

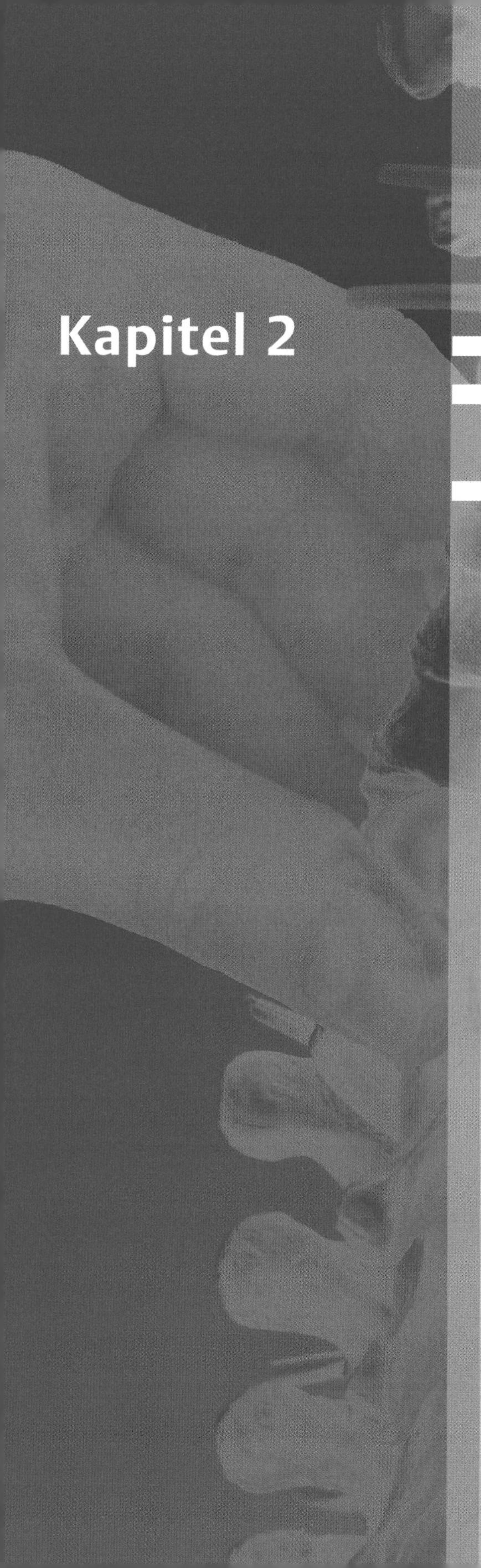

Kapitel 2

2 Das Konzept heute

Claus Beyerlein

MWM: Aktive und passive Mobilisation werden miteinander kombiniert.

Einführung

Seit 1996 können Physiotherapeuten das Mulligan-Konzept auch in Deutschland erlernen. In angloamerikanischen Ländern wie Neuseeland, Australien und England ist es bereits fester Bestandteil des physiotherapeutischen Studiums zum Bachelor bzw. Master of Science (Physiotherapie). Das Konzept beinhaltet manualtherapeutische Methoden und Techniken für Patienten mit Funktionsstörungen der Wirbelsäule und der Extremitätengelenke. Kapitel 2 stellt das Konzept, seine Alleinstellungsmerkmale und Prinzipien vor. Es geht der Frage nach, was das Mulligan-Konzept unverwechselbar macht.

2.1 Wer kann das Konzept erlernen?

Die Behandlung von Patienten mit Beschwerden des neuromuskuloskeletalen Systems gehört für Physiotherapeuten – und speziell für Manualtherapeuten – heutzutage zum Standardrepertoire. Dabei erlernen Therapeuten in Deutschland eine Vielzahl verschiedener Konzepte (z. B. Maitland, McKenzie und Kaltenborn-Evjenth). Aus der Manuellen Therapie sind Traktion und gehaltenes Gleiten ebenso bekannt wie oszillierende Mobilisationen, besonders wenn eine Schmerzreduktion im Vordergrund steht. Werden eine aktive und eine passive Mobilisation miteinander kombiniert, spricht Brian Mulligan von „Mobilisation with Movement", kurz MWM. Unabhängig vom manualtherapeutischen Hintergrund sieht Mulligan das nach ihm benannte Konzept als Ergänzung in der Behandlung von Patienten mit muskuloskeletalen Beschwerden. Das Konzept beinhaltet manualtherapeutische Methoden und Techniken für die Wirbelsäule und die Extremitätengelenke. Die Flexibilität des Konzepts ist es, weshalb auch in Deutschland mehr und mehr Therapeuten diese Behandlungsform als wichtiges „Handwerkszeug" in ihrem therapeutischen Alltag schätzen.

Das Konzept wendet sich an Physiotherapeuten mit abgeschlossener Berufsausbildung und Interesse für die Manuelle Therapie. Eine postgraduierten Ausbildung in einem anderen Konzept der Manuellen Therapie ist nicht Voraussetzung, erleichtert aber möglicherweise das Verständnis des Mulligan-Konzepts. Brian Mulligans Therapieansatz richtet sich insbesondere an folgenden Personenkreis:

- Therapeuten, die beabsichtigen, eine Fortbildung mit einem überschaubaren Curriculum zu besuchen (Grund- und Aufbaukurs umfassen insgesamt sechs Tage).
- Therapeuten, die nach Techniken suchen, deren Wirksamkeit zum Teil belegt ist (evidenzbasierte Praxis).
- Therapeuten, die nach Methoden und Techniken suchen, in die der Patient aktiv mit eingebunden ist.
- Therapeuten, die nach Techniken suchen, die einfach und schnell in der täglichen Praxis umsetzbar sind.

Ein Blick ins Ausland, nach Großbritannien, gibt Aufschluss über die Verbreitung des Mulligan-Konzepts. In einer Fragebogenuntersuchung britischer Physiotherapeuten, mit einer Rücklaufqoute von 72,1 %, zeigte sich, dass 41,1 % der Therapeuten eine Mobilisation with Movement (MWM) bei der Behandlung von Patienten mit Rückenschmerzen verwandten. Mehr als 50 % der Befragten benutzten MWMs wöchentlich, 61,9 % benutzten MWM als primäre Therapie in der Behandlung von mechanischen Rückenschmerzen. Die häufigsten Veränderungen bezogen sich auf eine Zunahme der

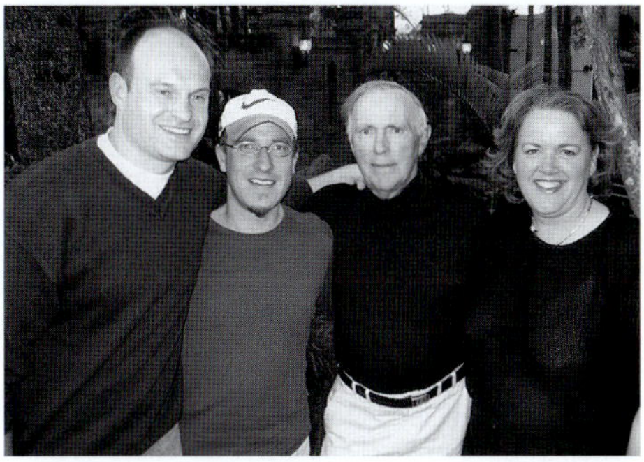

Abb. 2.1 Brian Mulligan mit dem Team der deutschen MCTA-Lehrer.

Box 1

Brian Mulligan: Der Gründer des Konzepts, der Physiotherapeut Brian Mulligan, stammt aus Wellington/Neuseeland und ist Ehrenmitglied der New Zealand Society of Physiotherapist.
Bis vor einigen Jahren war er noch in seiner eigenen Praxis in Wellington tätig. Momentan fungiert er als Berater und Referent der University of Otago/ Neuseeland und führt noch einige Kurse in Neuseeland und Amerika durch (Abb. 2.1).

Beweglichkeit (54,4 %) und auf eine Schmerzlinderung (27,5 %) (Konstantinou et al. 2002).
Nicht nur die Therapeuten erlernen das Konzept. Auch der Patient ist aktiver Bestandteil des Untersuchungs- und Behandlungskonzeptes nach Brian Mulligan. Denn der Schlüssel für eine erfolgreiche Therapie ist der Patient selbst (siehe Kapitel 2.2.4). Aktuelle neurophysiologische Untersuchungen zeigen, wie wichtig es ist, schmerzfrei zu behandeln sowie den Patienten aktiv in die Therapie einzubeziehen. Dadurch erklären sich die teilweise spektakulären Therapieergebnisse durch den Einsatz des Konzepts. Patienten mit einer unzureichenden Compliance, also einer unzureichenden Bereitschaft mitzuarbeiten, sind für das Mulligan-Konzept nicht geeignet. Die Bereitschaft zur Mitarbeit ist abhängig von der Persönlichkeit, dem Verständnis über die Ursache des Problems, der Art der Therapie und dem Verhältnis zwischen Therapeutin und Patient. Ein Patient der die Zusammenhänge von Anwendung bestimmter Techniken und Wirkmechanismen versteht, wird auch bereit sein, seinen Teil zum Erreichen eines formulierten Therapieziels beizutragen.

2.2 Alleinstellungsmerkmale: Was macht das Mulligan-Konzept unverwechselbar?

Seit 1970 unterrichtet Brian Mulligan Manuelle Therapie. In den 70er-Jahren beeinflusste ihn sein Mentor Freddy Kaltenborn wesentlich, besonders in der Behandlung der Extremitätengelenke. Bei der Befunderhebung einer Gelenkdysfunktion oder Beurteilung der Beweglichkeit nach einer Verletzung ist es wichtig, jedes Gelenk oder jede Struktur einzeln zu testen. Zusätzlich zur Befragung des Patienten, zur Palpation und spezifischen Tests muss der Untersucher aktive, passive und Bewegungen gegen Widerstand testen, genauso wie Zusatzbewegungen (sogenannte „accessory movements"). Auf die Frage, wie Brian Mulligan die Mobilisation with Movement entdeckte, antwortete er: „Durch Zufall!". Und in der Tat: Er behandelte eine junge Korbballspielerin, die sich beim Spiel am Finger verletzt hatte. Das proximale Interphalangealgelenk war geschwollen und schmerzhaft eingeschränkt. Ein schmerzfreies Gleiten des Gelenks nach lateral ermöglichte es der Patientin ihren Finger sofort aktiv zu bewegen, und zwar schmerzfrei. Vorher durchgeführte Traktions- und Mobilisationsbehandlungen, gemäß der Konvex-Konkav-Regel nach Kaltenborn blieben jedoch ohne Erfolg, genauso wie therapeutischer Ultraschall und wie die Kryotherapie. Dieses einschneidende Erlebnis bewog Mulligan, die Techniken auf den gesamten Körper zu übertragen. Mit Erfolg, was wiederum durch zahlreiche wissenschaftliche Studien in den letzten Jahren eindrucksvoll belegt wurde (siehe Kapitel 5).
Trotz einiger Gemeinsamkeiten mit anderen Konzepten, speziell aus Australien, Neuseeland (Maitland, McKenzie) und aus Skandinavien (Kaltenborn-Evjenth) präsentiert sich die Therapie nach Mulligan in Deutschland und Europa heute als eigenständiges Konzept. Die folgenden Alleinstellungsmerkmale charakterisieren das Konzept und beschreiben gleichzeitig das zugrunde liegende Modell:

- Mobilisation with Movement,
- Hypothese des Positionsfehlers,
- Schmerzfreiheit als „Goldene Regel" der Therapie,
- Selbstbehandlung zur Sicherung des Therapieerfolges und Compliance des Patienten.

2.2.1 Mobilisation with Movement

Der feststehende Begriff *Mobilisation with Movement* setzt sich zusammen aus den Wörtern Mobilisation und Bewegung. Eine Mobilisation ist nichts Neues, eine Bewegung ebenfalls nicht. Die Kombination beider Modalitäten ist entscheidend und die Ergebnisse können zum Teil spektakulär sein. Mulligan beschreibt sie als Mobilisation mit Bewegung oder geläufiger: als Mobilisation with Movement, kurz MWM. Sie ist eine manualtherapeutische Behandlungsmethode, bei der eine manuelle Kraft, meist ein gehaltenes Gleiten im Gelenk, kombiniert wird mit der eingeschränkten aktiven Bewegung durch den Patienten. Beispiel: Die Elevation im Schultergelenk ist aufgrund eines Traumas schmerzhaft eingeschränkt. Die Therapeutin hält eine passive Zusatzbewegung für nötig (z. B. Gleiten nach posterolateral), während der Patient den Arm in die zuvor schmerzhafte Elevation bewegt. Während des Gleitens darf die aktive Bewegung *nicht* schmerzhaft sein. Die Methode ist dann indiziert, wenn der Patient die eingeschränkte Bewegung während der Behandlung schmerzfrei ausführen kann.

MWM: aktive Bewegung des Patienten, kombiniert mit einer passiven Zusatzbewegung durch die Therapeutin.

Dabei spielt die Behandlungsebene eine große Rolle. Diese Behandlungsebene verläuft als gedachte Linie durch den konkaven Gelenkpartner, der gegenüber dem konvexen Gelenkpartner liegt. Gelenkmobilisationen verlaufen in der Regel parallel oder rechtwinklig zur Behandlungsebene (Abb. 2.2). Deshalb ist es zum einen notwendig, sich über die anatomischen Strukturen im Klaren zu sein – und zum anderen diese Regel zu befolgen. Nichtbeachtung kann zu Schmerzen während der Bewegung führen.

Ein weiterer zentraler Punkt: Die Zusatzbewegung (in der Regel Gleiten) muss während der gesamten Bewegung gehalten werden. Erst wenn sich das Gelenk wieder in der Ausgangsposition befindet, reduziert die Therapeutin das zur Mobilisation notwendige Gleiten (Abb. 2.3). Die Begründung hierfür wurde bereits weiter oben beschrieben. Stichwort: Schmerzvermeidung!

Zu guter Letzt: Die Therapeutin bewegt sich mit dem bewegten Gelenkpartner mit und respektiert die sich verändernde Behandlungsebene. Die Bewegungen, die unter der gehaltenen Mobilisation seitens des Patienten durchgeführt werden sind meist aktiv, können unter Umständen auch passiv oder gegen Widerstand (Behandlung des Tennisellenbogens) ausgeführt werden. Die Art der Bewegung ist davon abhängig, mit welchen Symptomen sich der Patient in der Therapie präsentiert.

Historisch gesehen kamen MWMs zunächst in der Behandlung von Nackenproblemen zum Einsatz. Dort hießen sie SNAGs (Sustained Natural Apophyseal Glides; sinngemäß übersetzt: gehaltenes physiologisches Gleiten im Facettengelenk. SNAGs beschreiben aktive Bewegungen des Nackens, bei gleichzeitiger passiver Mobilisation des Facettengelenkes (siehe Kapitel 3).

Die Methode Mobilisation with Movement kommt hauptsächlich in der Behandlung von Patienten mit Beschwerden im Bewegungssystem zur Anwendung. Diese präsentieren sich meistens mit einer limitierten, schmerzhaften Bewegung. Die gelenkspezifischen Techniken der MWM sind als differenzialdiagnostische Werkzeuge ebenfalls gut einsetzbar. So lässt eine erfolgreiche Behandlung mittels MWM Rückschlüsse auf eine mögliche Ursache zu. Lässt sich beispielsweise eine schmerzhafte Einschränkung der Elevation des Schultergürtels durch eine MWM erfolgreich therapieren, kann von einer mechanischen Komponente als mögliche Ursache des Beschwerdebildes ausgegangen werden. Bei

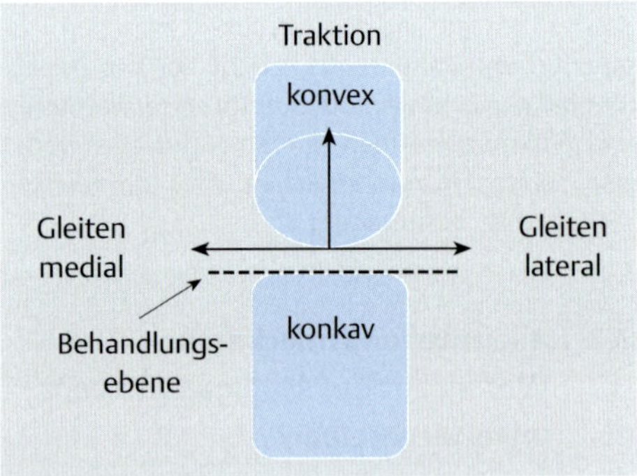

Abb. 2.2 Konvexer und konkaver Gelenkanteil: Verlauf der Behandlungsebene und mögliche Gleitrichtungen.

- passiv gehaltene Gleitbewegung im Gelenk (Zusatzbewegung) durch **Therapeut** →

+

- aktive Bewegung in die eigeschränkte/schmerzhafte Bewegungsrichtung durch **Patient** ⇢

+

- Durchführung nur bei **Schmerzfreiheit**

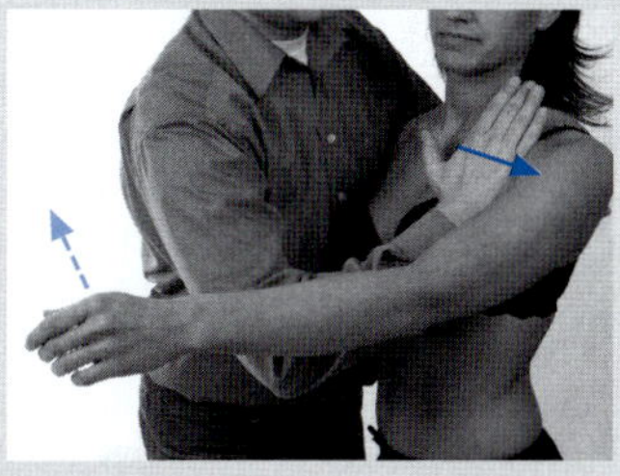

Abb. 2.3 MWM am Beispiel des Schultergelenks.

einer dominant entzündlichen Reaktion würden die MWMs dagegen nicht den gewünschten Erfolg bringen.

2.2.2 Hypothese Positionsfehler

Wer „Heilt hat Recht“ ist ein oft verwendetes Sprichwort, wenn es darum geht, das Ergebnis einer Behandlung eines Patienten (Outcome) zu rechtfertigen. Können wir Physiotherapeuten uns mit dieser Aussage zufrieden geben? Ich denke: Nein! Es muss erlaubt sein, auch nach dem Warum zu fragen. Trotz zunehmender Zahl an wissenschaftlicher Evidenz gibt es nach wie vor nicht für jede Therapiemaßnahme eine Erklärung bzw. einen Beweis. Warum Mulligans Mobilisationstechniken wirken, wird von Wissenschaftlern weltweit kontrovers diskutiert. Mulligan führt eine schmerzhafte Bewegungseinschränkung auf einen knöchernen Positionsfehler („Positional fault“) bzw. einen Gleit- oder Führungsfehler im Gelenk zurück. Dieser Positionsfehler ist nicht palpierbar oder in einem Röntgenbild darstellbar. Besteht während der Untersuchung der Verdacht, dass es sich bedingt durch den Schmerz um eine limitierte Beweglichkeit handelt, dann lässt die Therapeutin den distalen Gelenkpartner in verschiedene Richtungen gleiten. Findet sie eine schmerzfreie Richtung, hält sie diese, und der Patient bewegt in die vormals eingeschränkte Bewegungsrichtung. Typisch für einen Positionsfehler ist, dass das Gleiten in nur *eine* Bewegungsrichtung erfolgreich ist. In die andere Richtung bleibt der Schmerz bestehen bzw. verstärkt sich. Kritisch betrachtet ergeben sich bei der Annahme, dass es sich um einen Positionsfehler handelt, offene Fragen:

- Ist der Therapieerfolg, der durch einen Positionsfehler entstanden ist, auch langfristig nachweisbar?
- Wie ist zu erklären, dass sich trotz einer Verbesserung der Beweglichkeit und einer Schmerzlinderung, keine Veränderung des Positionsfehlers nachweisen lässt? (Vincenzino et al. 2007)

Zur Beantwortung dieser Fragen sind zukünftig qualitativ gute, randomisiert-kontrollierte Studien notwendig, um die den positiven Ergebnissen zugrunde liegenden Mechanismen zu erklären.

Das wohl populärste Beispiel zur Hypothese des Positionsfehlers beschreibt Mulligan in seinem Buch *„Manual Therapy – “NAGs“ “SNAGs“, “MWMs“ (2006)*. Es geht um die Behandlung des Inversionstraumas – einer Verletzung des oberen Sprunggelenks, die häufig bei Sportlern auftritt. Mulligan behauptet, dass es bei einer traumatischen, übermäßig großen Bewegung des Fußes in Inversion, zu einer Vorverlagerung der Fibula im distalen tibiofibularen Gelenk kommt. Bevor die lateralen Bandstrukturen betroffen sind, kommt es also zu einem Positionsfehler der Fibula nach ventral-kaudal im Verhältnis zur Tibia. Die Therapie der Wahl ist somit eine Korrektur des Positionsfehlers, in diesem Fall eine Mobilisation der Fibula nach dorsal-kranial. Laut Mulligan (2006) trifft deshalb die häufig gestellte Diagnose – Ruptur des lateralen Bandapparates – in vielen Fällen nicht zu. Seine Hypothese wird durch weitere Faktoren unterstützt:

- Durch fehlerhafte Behandlungen werden Patienten mit Inversionstrauma oft chronisch, bei hoher Rezidivrate.

- Repositionen der Fibula führen zu einer sofortigen schmerzfreien Verbesserung der Beweglichkeit.
- Wäre der laterale Bandapparat tatsächlich betroffen, dann wäre eine Mobilisation der Fibula nach dorsal-kranial extrem schmerzhaft, da das betroffene Band verstärkt gedehnt würde. Dies trifft in den meisten Fällen nicht zu.
- Außerdem führt eine Mobilisation der Fibula weiter nach ventral zu einer Schmerzverstärkung und weiteren Einschränkung der Beweglichkeit.
- Möglicherweise ist ein Stellungsfehler der Fibula die Ursache für eine monatelang anhaltende Schwellung des Unterschenkels nach einem Inversionstrauma. Aufgrund klinischer Erfahrungen weiß man, dass es unmittelbar nach der Mobilisation der Fibula zu einer deutlichen Reduktion der Schwellung kam.

Erste Studien belegen die Hypothese des Positionsfehlers (Hubbard et al. 2006, Hubbard u. Hertel 2008).

Kürzlich konnten amerikanische Wissenschaftler um Hubbard (Hubbard et al. 2006, Hubbard u. Hertel 2008), Brian Mulligans Hypothese des Positionsfehlers im distalen Tibiofibulargelenk eindrucksvoll bestätigen (siehe Kapitel 5). Dennoch muss man sich vor Augen führen: Brian Mulligan's Positionsfehler-Theorie bleibt Theorie. Die Korrektur des Positionsfehlers gibt dem Gelenk eine „normale" Bewegungsoption zurück. Der Wiederherstellung der normalen Bewegung liegen wahrscheinlich eine mechanische und eine neuro-physiologische Komponente zugrunde.

2.2.3 Schmerzfreiheit als „Goldene Regel"

Mulligan-Therapeuten respektieren ihre Grenzen bzw. die Grenzen des Konzepts, d. h. wenn ein Patient während der Therapie nach dem Mulligan-Konzept Schmerzen hat, ist es nicht für ihn geeignet. In diesem Fall setzt man andere physiotherapeutische Methoden und Techniken ein, die sich schmerzfrei ausführen lassen. Laut Mulligan sind die Techniken des Konzepts indiziert, wenn sie sich schmerzfrei ausführen lassen. Demzufolge ist die Hauptkontraindikation für eine Mobilisation with Movement: *Schmerz*.

Können die Techniken schmerzfrei angewendet werden, dann gehen sie auch mit einer sofortigen Verbesserung der Beschwerden einher. Dies kann man z. B. bei einer schmerzhaft eingeschränkten Dorsalextension des oberen Sprunggelenks beobachten. Treten Schmerzen auf, dann ist die angewandte Technik für diesen Patienten nicht indiziert oder wurde von der Therapeutin fehlerhaft ausgeführt. Typische Fehlerquellen sind beispielsweise:

- das Nichtbeachten der Behandlungsebene,
- das Ausführen der Behandlung im falschen Segment (der Wirbelsäule),
- fehlerhafte Gleitrichtung,
- fehlerhafte Intensität und/oder Dosierung,
- mittels mechanischer Therapie nicht beeinflussbare Symptomatik des Patienten (z. B. akute Entzündung).

Aus diesem Grund ist für die Anwendung der Methode MWM ein solides Grundverständnis in Anatomie und Biomechanik sowie eine ausführliche Anamnese (Erstgespräch) des Patienten notwendig. Die Behandlung mit MWMs müssen grundsätzlich zwei Bedingungen erfüllen:

- Zum einen muss die passive Mobilisation (z. B. laterales Gleiten der Tibia im Verhältnis zum Femur) schmerzfrei sein.
- Zum anderen muss die aktive Bewegung des Patienten schmerzfrei sein, z. B. die Extension bei einem Extensionsdefizit im Kniegelenk.

Ist die Einschränkung mechanischen Ursprungs, kann man mit einer sofortigen Verbesserung rechnen und von einer guten Prognose ausgehen. Lässt sich keine schmerzfreie Gleitrichtung identifizieren, und bleibt die eingeschränkte Bewegung unter der Behandlung schmerzhaft, rät Mulligan eine andere manualtherapeutische Herangehensweise auszuprobieren. Mulligan wörtlich: „Gibt es keine funktionelle Verbesserung zum Zeitpunkt in der Du die Behandlung ausführst, dann setze die Therapie auch nicht weiter fort!" (Mulligan 2008, o.S.). Allgemein lässt sich Folgendes festhalten: Berücksichtigt man die „Goldene Regel", dann lässt sich sowohl die Schmerzintensität beeinflussen als auch z. B. die schmerzfreie Griffstärke. Letzteres belegen zahlreiche Studien (Bisset 2006, Kochar 2002) zum Tennisellenbogen (siehe Kapitel 5).

2.2.4 Selbstbehandlung zur Sicherung des Therapieerfolges und Compliance des Patienten

Bei immer knapper werdenden Ressourcen im Gesundheitssystem, nimmt die Bedeutung der Selbstbehandlung immer weiter zu. Da der Umfang der einzelnen Verordnung abnimmt und sich die Abstände zwischen den einzelnen Therapiesitzungen z. T. vergrößern, müssen die Patienten mehr Eigenverantwortung für Ihre Gesundheit übernehmen. Uns Therapeuten kommt deshalb eine Schlüsselfunktion zu. Bereits in der Befragung und Untersuchung werden die Patienten eng eingebunden; beispielsweise werden die Patienten um ihre Meinung zum Schmerzproblem befragt. Therapeuten sollten klare, verständliche Informationen zu möglichen Schmerzursachen und Mechanismen geben. Patienten sollte die Möglichkeit gegeben werden, Fragen zu stellen. Nur Patienten, die die Ursache für ihre Beschwerden verstanden haben, werden auch die Notwendigkeit eines Heimprogramms erkennen.

Fragen der Patienten sind erwünscht. Wer seine Symptomatik versteht, dessen Compliance nimmt zu.

Für das Heimprogramm im Mulligan-Konzept gelten die gleichen Prinzipien wie für die von den Therapeuten angewandten Techniken. Liegt ein primär mechanisches Problem vor, dann muss das Heimprogramm eine sofortige Verbesserung (Schmerzfreiheit und Bewegungserweiterung) mit sich bringen. Dieser Effekt führt dazu, dass der Patient neues Vertrauen zu seiner vormals schmerzhaft eingeschränkten Bewegung gewinnt. Außerdem verbessert sich die Mitarbeit des Patienten (Compliance). Nach einer Heimübung muss sich der Patient immer besser bzw. so wie vor den Beschwerden fühlen (ausgenommen leichte Dehnungsreize). Ist das nicht der Fall, dann ist die Heimübung entweder nicht geeignet oder wurde vom Patienten falsch ausgeführt. Die korrekte Ausführung einer Heimübung ist allerdings von der therapeutischen Instruktion abhängig.
Brian Mulligan erwartet, dass der Patient 50 % des Therapieerfolges zwischen den Therapieeinheiten durch Selbsttherapie erzielt. Ein Heimprogramm muss deshalb kurz und einfach sein. Zudem sollte es ohne Zuhilfenahme größerer Therapiegeräte durchführbar sein und sich leicht in den Alltag des Patienten integrieren lassen. Stimmt die Compliance des Patienten nicht, da der Patient bisher vielleicht ausschließlich passive Behandlungsstrategien erfahren hat, sind die Therapieerfolge eines Heimprogramms deutlich reduziert. Ausschlaggebend für eine nachhaltige Verbesserung der Beschwerden ist das regelmäßige Wiederholen bestimmter Eigenübungen, auch dann, wenn sich die vormals schmerzhafte Bewegung zunächst schnell verbessert hat (siehe Kapitel 4). Speziell für die Patienten angefertigte Medien

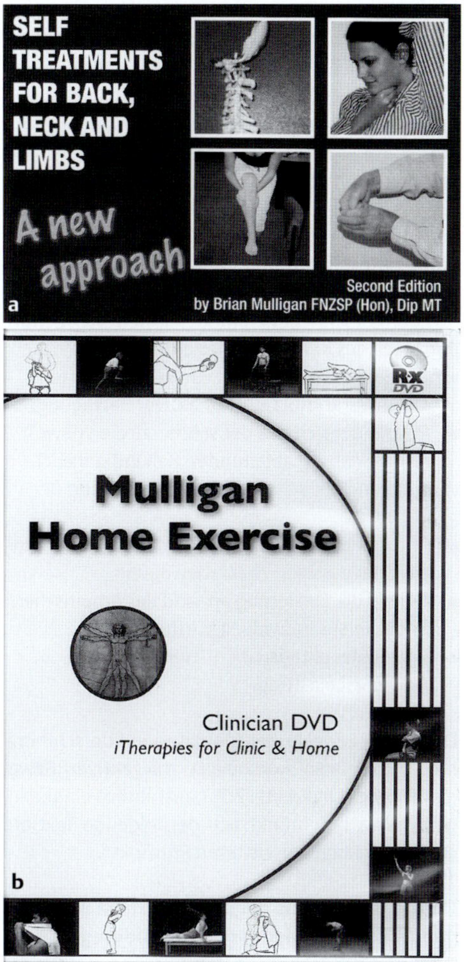

Abb. 2.4a–b Unterstützung des Heimprogramms. a Selbstbehandlungsbuch, b DVD für die Heimübungen.

unterstützen das Heimprogramm methodisch. Es handelt sich um ein von Mulligan verfasstes Selbstbehandlungsbuch und eine DVD für die Heimübungen (Abb. 2.4a–b), (Abb. 2.5).

2.3 Prinzipien des Mulligan-Konzepts

Die vorangegangenen Kapitel stellen die Besonderheiten des Mulligan-Konzepts dar, durch die es sich (möglicherweise) von anderen Konzepten innerhalb der Manuellen Therapie unterscheidet. Wie in Kapitel 2.2 beschrieben sind die passive Mobilisation der Therapeutin, in Kombination mit einer aktiven Bewegung des Patienten und das schmerzfreie Ausführen der Techniken (Ausnahme: Pain Relief Phenomenons, PRP; siehe Kapitel 3) charakteristisch für das Konzept. (Diese Alleinstellungsmerkmale finden sich auch in den Prinzipien wieder.) Die schmerzfreie Ausführung der Methoden und Techniken ist das zentrale Prinzip des Mulligan-Konzepts. Aus dem beschriebenen Modell lassen sich weitere Prinzipien des Konzepts ableiten:

- Prinzip der Mobilisation von schmerzhaften Gelenken kombiniert mit aktiver Bewegung.
- Prinzip der sich aus der schmerzfreien Bewegungsrichtung ableitenden Behandlungsrichtung und der schmerzfreien Ausführung der Techniken.
- Prinzip der am geringsten erforderlichen Intensität der passiven Zusatzbewegung.
- Prinzip der Dosierung anhand der empirischen Regel versus individueller Irritierbarkeit.
- Prinzip der alltagsnahen Therapie unter Gewichtsbelastung.

Da auf das „Prinzip der Mobilisation von schmerzhaften Gelenken kombiniert mit aktiver Bewegung“ bereits in Kapitel 2.2.1 ausführlich eingegangen wurde, beschränkt sich der folgende Text auf das Beschreiben der weiteren Prinzipien.

Prinzip der sich aus der schmerzfreien Bewegungsrichtung ableitenden Behandlungsrichtung und der schmerzfreien Ausführung der Techniken

Das Mulligan-Konzept ist ein primär klinisch geleitetes Konzept, wodurch es sich z. B. vom Kaltenborn-Evjenth-Konzept unterscheidet, das sich in seinem konzeptionellen Ansatz biomechanisch begründet. „Primär klinisch geleitet“ bedeutet, dass die Therapeuten sich in erster Linie an den Aussagen und Symptomen der Patienten orientieren: Nehmen die Schmerzen ab? Verbessert sich die Beweglichkeit? Was meint der Patient?

Die passive Zusatzbewegung, (meist ein Gleiten), also die Behandlungsrichtung, erfolgt immer in die Richtung, in die der Patient signalisiert, dass er während der von Therapeuten ausgeführten Bewegung schmerzfrei ist. Die aktive Bewegung des Patienten, also die Bewegungsrichtung, erfolgt allerdings in die Richtung, die vorher schmerzhaft eingeschränkt war. In diesem Punkt unterscheidet sich beispielsweise das McKenzie-Konzept vom Mulligan-Konzept. Die Korrektur des Positionsfehlers ist meist rechtwinklig zur Bewegungsrichtung und funktioniert, wie bereits erwähnt, häufig nur in eine Richtung. Die generelle Schmerzfreiheit während der Ausführung der Techniken (Goldene Regel) wurde bereits in Kapitel 2.2.3 ausführlich beschrieben.

Prinzip der am geringsten erforderlichen Intensität der passiven Zusatzbewegung

Auch was die Intensität einer Mobilisation betrifft, gibt es im Mulligan-Konzept keine Unterteilung der passiven Zusatzbewegung in bestimmte Grade, wie beispielsweise in der Therapie nach dem Maitland-Konzept. Mulligan spricht von „mid to end range“ Bewegungen, was man sinngemäß mit „von der Mitte bis zum Bewegungsende“ übersetzen kann. In Bezug auf die Intensität verfährt er nach dem allgemeinen Grundsatz: „So wenig wie möglich und so viel wie nötig“. In der Praxis macht dieses Vorgehen durchaus Sinn, da Studien in der Vergangenheit gezeigt haben, dass obwohl das theoretische Verständnis einer bestimmten Gradeinteilung vorhanden ist, die praktische Umsetzung, beim Vergleich verschiedener Therapeuten, sehr unterschiedlich ist. Kliniker werden sehr schnell feststellen, dass meistens nur geringe Intensitäten notwendig sind, um einen Unterschied zu bewirken.

Prinzip der Dosierung anhand der empirischen Regel versus individueller Irritierbarkeit

Aus Sicht des Autors gibt es in der Manuellen Therapie keine aktuellen Studienergebnisse, aus denen sich eine bestimmte Anzahl von Wiederholungen für die Therapie bzw. Heimübungen ableiten lässt. Bisher hat sich auch keine bestimmte Wiederholungszahl gegenüber einer anderen Empfehlung als besonders vorteilhaft erwiesen. Meist orientiert sich die Wiederholungszahl an den symptomatischen Gesichtspunkten des Patienten (akut – subakut – chronisch).

Mulligan (2006) weist allerdings ausdrücklich darauf hin, dass die Gefahr des „Übertherapierens“ besteht. Vor lauter Euphorie, ausgelöst durch den positiven Effekt der MWMs, wählt die Therapeutin eine zu hohe Wiederholungszahl. Die damit verbundenen Reizungen des Gewebes können zu latenten Reaktionen führen, wie z. B. Entzündungen und Schmerzen. Beim erstmaligen Kontakt mit dem Patienten wendet man deshalb die 3er- bzw. 10er-Regelung an (siehe Kapitel 3). Kommt es dadurch nicht zu einer Verschlechterung der Symptome beim Patienten, steigert Mulligan die Wiederholungszahl. Eine Serie von 3–6 × 10 Wiederholungen hat sich in der Praxis bewährt. Die Wiederholungszahl ist aber immer abhängig von der Irritierbarkeit des jeweiligen Patienten. Ein Patient, der auf einen kleinen Reiz, mit großen Schmerzen reagiert, die anschließend auch über einen längeren Zeitraum bestehen bleiben, muss sicherlich anders therapiert werden, als ein Patient, bei dem die Steifigkeit eines Gelenks im Vordergrund steht.

Prinzip der alltagsnahen Therapie unter Gewichtsbelastung

Viele Techniken innerhalb der Manuellen Therapie führen die Therapeuten aus, während der Patient auf der Behandlungsbank liegt. Häufig stellt man fest, dass es zwar zu einer unmittelbaren Verbesserung der Beschwerden kommt, richtet sich der Patient aber wieder auf bzw. nehmen Teil- oder Vollbelastung zu, geht diese Schmerzfreiheit und/oder Funktionsverbesserung rasch verloren. Deshalb versucht Mulligan, seine Patienten in einer gewichtstragenden Position zu behandeln. Das hat sich als vorteilhaft erwiesen. Verbesserungen, die in einer funktionellen Ausgangsstellung erzielt werden, bleiben erfahrungsgemäß eher und länger erhalten. Außerdem treten die meisten Schmerzen des Patienten unter Belastung auf (beim Sitzen, Stehen, Gehen oder beim Stützen). Deshalb sollte der Patient nach Möglichkeit in einer funktionellen Ausgangsstellung behandelt werden, die seiner Alltagssituation entspricht (siehe Kapitel 4.1.3 ICF).

2.3.1 Wo kann man das Konzept erlernen?

Seit der Gründung der Mulligan Concept Teachers Association (MCTA) im Jahr 1995 wird das Konzept nur von akkreditierten Lehrern des Mulligan Konzepts unterrichtet. Ein internationales Curriculum, wenn auch in unterschiedlicher Kursabfolge, sichert eine einheitliche Ausbildung auf der ganzen Welt. Regelmäßige Treffen aller Lehrer auf nationaler und internationaler Ebene, auf denen Inhalte der Ausbildung ergänzt und verändert werden, gewähren einen hohen Standard der Ausbildung (siehe Kapitel 6). Kursteilnehmer, die sich für das Mulligan-Konzept interessieren, sollten darauf achten, dass sie einen Kurs mit einem von Brian Mulligan autorisierten Kursleiter besuchen (MCTA-anerkannt).
Im heutigen Fortbildungs-Dschungel kann sich ein Konzept nur beweisen, wenn es klare Strukturen aufweist, und sich in Kernelementen von anderen Konzepten unterscheidet. Dies ist in hohem Maß Brian Mulligan zu verdanken, der dafür gesorgt hat, dass sich seine Philosophie weltweit als eigenständiges Konzept durchgesetzt hat.

Zusammenfassung

Das Mulligan-Konzept gehört zu den manualtherapeutischen Konzepten und ist geeignet für die Therapie von Patienten mit Beschwerden des neuromuskuloskeletalen Systems. Es ist besonders in den angloamerikanischen Ländern verbreitet. Seit Mitte der 90er-Jahre werden zunehmend Kurse in Deutschland angeboten. Die Methode *Mobilisation with Movement* (MWM) ist ein wesentliches Alleinstellungsmerkmal des Konzepts, sie kombiniert die aktive und passive Mobilisation. Die Effektivität dieser Methode entdeckte Mulligan zufällig. Als Erklärung für ihre Wirksamkeit formulierte er die *Hypothese des Positionsfehlers*. Die therapeutischen Erfolge und erste wissenschaftliche Studien bestätigen seine Hypothese. Indikation und Merkmal für das Ausführen der Techniken des Mulligan-Konzepts ist das Prinzip der Schmerzfreiheit („Goldene Regel"). Dieses Prinzip ist außerdem die Voraussetzung für die *Selbstbehandlung* und *Compliance* des Patienten. Beide Faktoren sind notwendig, um den Therapieerfolg langfristig zu sichern. Die Umsetzung des Prinzips der *Schmerzfreiheit* und der weiteren in diesem Kapitel vorgestellten Prinzipien verdeutlicht das nächste Kapitel.

Literatur

Beyerlein C. Das Mulligan-Konzept – Ein Theoriemodell innerhalb der Manuellen Therapie. Physiotherapie. 2006;5: 29–31.

Beyerlein C. Das Mulligan-Konzept. pt_Zeitschrift für Physiotherapeuten. 2007;59 (11): 1140–1142.

Bisset L, Beller E, Jull G, Brooks P, Vicentino B. Mobilisation with movement and exercise, corticosteroid injection, or wait and see for tennis elbow: randomised trial. British Medical Journal. 2006; 333(4): 939–945.

Hubbard TJ, Hertel J, Sherbondy P. Fibular Position in individuals with self-reported chronic ankle instability. Journal of Orthopaedic Sports Physical Therapy. 2006;36: 3–9.

Hubbard TJ, Hertel J. Anterior positional fault of the fibula after sub-acute lateral ankle sprains. Manual Therapy. 2008;13: 63–6.

Kochar M. Effectiveness of a specific physiotherapy regimen on patients with tennis elbow. Physiotherapy 2002;88(6): 333–341.

Koller F. Fortbildungsführer Mulligan-Konzept. Aktive und passive Mobilisation kombiniert. physiopraxis. 2005;1: 36–38.

Konstantinou K, Foster N, Rushton A, Baxter D. The use and reported effects of mobilization with movement techniques in low back pain management; a cross-sectional descriptive survey of physiotherapists in Britain. Manual Therapy. 2002;7(4): 206–214.

Mulligan BR. Manual Therapy. „NAGS", „SNAGS", „MWMS", etc. Revised 5th edition. Wellington, New Zealand: Plane View Services; 2006.

Mulligan BR. Self Treatments for Back, Neck and Limbs. A new approach. Revised second edition. Wellington, New Zealand: Plane View Services; 2006.

Mulligan BR. Persönliches Gespräch; 2008.

Vicenzino B. Mulligan's mobilization-with-movement, positional faults and pain relief: Current concepts from a critical review of literature. Manual Therapy. 2007;12(2): 98–108.

Kapitel 3

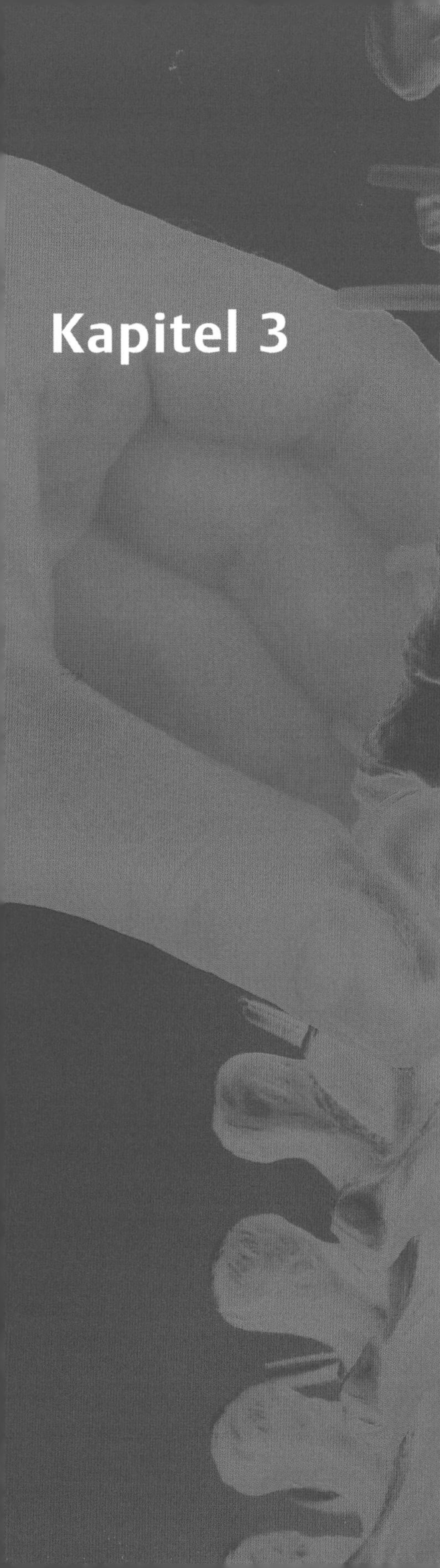

3 Praxisrealisation: Anwendung des Konzepts

Carole Stolz

Einführung

Das Mulligan-Konzept ist ein Konzept mit einem überwiegend klinischen Ansatz, das sich leicht in die Praxis übertragen lässt. Es ist nicht mit komplexen Theorien und Regeln überfrachtet. Dies ermöglicht den Therapeuten, nicht nur auf die Probleme der Patienten zu reagieren, sondern in der Behandlung progressiv auf die Fortschritte der Patienten eingehen zu können. Kapitel 3 stellt die Anwendung der wesentlichen Methoden und Techniken des Konzepts in der Praxis vor: insbesondere die Mobilisation mit Bewegung (MWM) und die sogenannten SNAGs (Sustained Natural Apophyseal Glides) für die Wirbelsäule. In der Therapie nach dem Mulligan-Konzept wird die funktionelle Bewegung, die dem Patienten Beschwerden bereitet, mit einer Zusatzbewegung kombiniert (einem passiven manualtherapeutischen Gleiten, einer Traktion oder einer Rotation), um die volle schmerzfreie aktive Bewegung des symptomatischen Gelenkes und seiner Strukturen wieder zu erlangen (siehe Kapitel 2.2.3).

3.1 Anwendungsmöglichkeiten des Konzepts

Kapitel 2.3 stellte bereits die Prinzipien des Mulligan-Konzepts vor, die sich aus den konzeptuellen Grundlagen ableiten und die Basis für die praktische Arbeit mit den Patienten bilden:

- Prinzip der Mobilisation von schmerzhaften Gelenken kombiniert mit aktiver Bewegung,
- Prinzip der sich aus der schmerzfreien Bewegungsrichtung ableitenden Behandlungsrichtung und der schmerzfreien Ausführung der Techniken,
- Prinzip der am geringsten erforderlichen Intensität der passiven Zusatzbewegung,
- Prinzip der Dosierung anhand der empirischen Regel versus individueller Irritierbarkeit,
- Prinzip der alltagsnahen Therapie unter Gewichtsbelastung.

Das wichtigste Prinzip ist die schmerzfreie Anwendung der Methoden und Techniken – Schmerzen werden nicht toleriert. Die Schmerzfreiheit als „Goldene Regel" des Konzepts (Alleinstellungsmerkmal) beeinflusst verschiedene Aspekte in der therapeutischen Arbeit mit den Patienten. Die folgenden Abschnitte stellen diese Aspekte vor.

3.1.1 Untersuchen und Behandeln von Schmerzen und anderen Symptomen

Leider ist die Vorstellung weit verbreitet, dass Schmerzen in einem gewissen Maß zumutbar sind. Wie es auch die Aufnahme eines Nummernschildes verdeutlicht, die ich bei einem Aufenthalt in Neuseeland machen konnte (Abb. 3.1).

Deshalb ist manchmal etwas Überzeugungsarbeit bei Therapeuten erforderlich, die das neue Konzept erlernen und ebenso bei Patienten in der Praxis, die z. T. der Meinung sind, dass sie Schmerzen aushalten müssen. Tatsächlich ist ein schmerzfreier Weg zur Behandlung eines Problems in der Regel wesentlich effektiver, besonders in Kombination mit gleichzeitiger aktiver Bewegung. Außerdem wird die Compliance der Patienten gefördert und Schmerzchronifizierungen vorgebeugt (siehe Kapitel 4.1.2, 4.2).
Im Mulligan-Konzept versteht man Schmerzen im erweiterten Sinne von Beschwerden. Das heißt, dass während der Behandlung keine Schmerzen, kein Unwohlsein, kein Schwindel, keine Übelkeit,

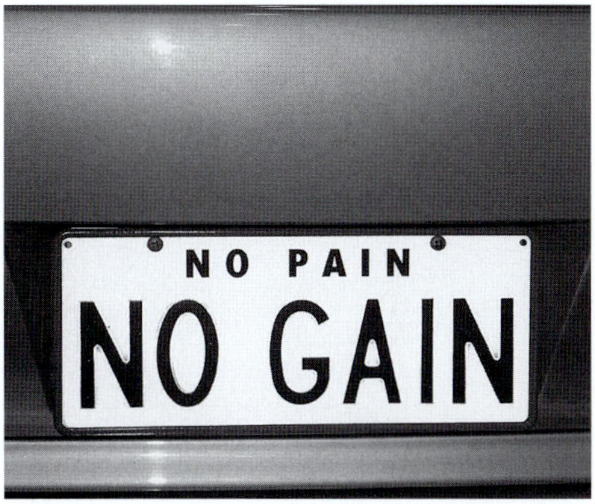

Abb. 3.1 Mulligan-Therapeuten verfolgen einen anderen Ansatz: „No Pain, Much Gain" („Kein Schmerz, großer Gewinn").

keine Empfindungsstörungen, keine Schwäche und auch keine anderen negativen Empfindungen auftreten sollten.

Die an die Therapeuten gestellten Anforderungen sind somit sehr hoch – gute manuelle Fertigkeiten sind von außerordentlicher Bedeutung und ebenso ein gesundes Maß an Selbstkritik, die dem Patienten Glauben schenkt und es auch erforderlich macht, dass die Therapeuten kontinuierlich ihre verwendeten Techniken verändern, um den Patienten stets gerecht zu werden.

Das Gespräch mit den Patienten erfordert jederzeit ein sehr hohes Maß an Kommunikationsfähigkeit. Patienten und Therapeuten sollen dieselbe Sprache sprechen. Ansonsten kann man sich nicht sicher sein, dass der Patient tatsächlich schmerzfrei ist.

Der Schmerz ist jedoch nur während der Anwendung einer korrigierenden Gleit- oder Rotationsbewegung ganz ausgeschaltet. Wenn die Therapeutin die Zusatzbewegung wieder aufhebt, und der Patient die zuvor schmerzhafte Bewegung ohne ihre Intervention erneut durchführt, kann der Schmerz gelindert sein, muss es aber nicht.

Bei der erneuten Prüfung mag sich eine völlige Schmerzfreiheit, ein geringerer oder ein unveränderter Schmerz ergeben. Eine Verschlechterung des Zustandes ist selten. Solange es dem Patienten besser geht, kann die Behandlung wiederholt werden. Zeigt sich keine Veränderung oder geht es dem Patienten schlechter, muss die Therapiestrategie verändert werden.

Box 1

PILL: Um die Grundlagen des Mulligan-Konzepts zu beschreiben, erfand Brian Mulligan das Akronym PILL. So wie Patienten aufgrund ihrer Beschwerden zu ihren Ärzten gehen, um „eine Pille" zu erhalten, so suchen sie auch Physiotherapeuten auf und bekommen dort eine spezifische P.I.L.L.

P – keine Schmerzen (Pain free),
I – unmittelbare Wirkung (Immediate effect),
LL – langanhaltende Wirkung (Long Lasting effect).

3.1.2 Untersuchen und Behandeln einer eingeschränkten oder qualitativ veränderten Bewegung

Viele Patienten leiden eher unter einer Bewegungseinschränkung als unter Bewegungsschmerzen. Das oberste *Prinzip* gilt auch für diese Patienten: Die Behandlung darf keine Schmerzen verursachen, und eine sofortige Verbesserung wird erwartet.

Der Erfolg einer Anwendung bzw. die Zunahme des Bewegungsausmaßes ist messbar. Häufig kann auch eine verbesserte Bewegungsqualität beobachtet werden. Es wird diejenige Gleitrichtung gewählt, die für den Patienten am angenehmsten ist und die größtmögliche Verbesserung für die Beweglichkeit, für die Bewegungsqualität oder die größte Schmerzlinderung während der Bewegungsausführung bewirkt.

3.1.3 Untersuchen und Behandeln kraftloser Bewegungen

Manchmal klagen Patienten weder über Schmerzen noch über andere Symptome und auch das Bewegungsausmaß ist ausreichend. Während der Bewegung fehlt es jedoch an Kraft. Zur Behandlung dieses Problems wird ebenso verfahren wie bei Patienten mit Schmerzen oder Bewegungseinschränkungen. Ist ein Trainingsgewicht erforderlich, ist besondere Aufmerksamkeit notwendig. Der Widerstand, für dessen Überwindung der Patient mehr Kraft aufwenden muss, kann wie folgt aussehen:

- Bewegen des körpereigenen Gewichtes von Extremitäten gegen die oder unter Abnahme der Schwerkraft,
- Bewegen von therapeutischen Geräten, z. B. eine Hantel,

- Bewegen gegen manuellen Widerstand,
- Bewegen am Seilzug,
- Theraband,
- funktionelles Bewegen von Objekten, z. B. das Heben einer Weinflasche oder das Heraufreichen von Gegenständen in einen hohen Geschirrschrank.

Außerdem wird z. T. das Prinzip der alltagsnahen Therapie unter Gewichtsbelastung *umgesetzt*. Schmerzen dürfen weiterhin nicht auftreten und das Bewegungsausmaß muss vollständig sein. Die Erhöhung des Widerstandes muss sehr behutsam erfolgen, wenn die Kraft des Patienten zunimmt. Die Verbesserung kann überraschend schnell eintreten und zu einer bemerkenswerten Steigerung des bewältigten Widerstandes innerhalb einer Behandlungssitzung führen.

Fallbeispiel: akuter Finger

Während eines Fußballspiels hat sich ein Patient als Torwart seinen Zeigefinger verletzt, als ihn der Ball am Finger traf, was zu plötzlichen und sofortigen Schmerzen während des Spiels führte. Der Finger ist jetzt geschwollen, verfärbt und bei allen Bewegungen extrem schmerzhaft, besonders während der Flexion.

Untersuchung: Die Therapeutin untersucht zunächst den Patienten, sie stellt fest, dass eine Behandlung notwendig ist und bestimmt das Behandlungsgebiet (siehe Kapitel 3.2). Die Therapeutin entscheidet sich, den verletzten Finger mit einer MWM zu behandeln, weil die Beugung im Fingergelenk schmerzhaft eingeschränkt ist. Sie fasst den Finger behutsam nah am verletzten Gelenk, während sie den Arm mit ihrem Körper bequem stützt. Hier kann der Einsatz von Therapieschwämmen erforderlich sein (Abb. 3.2), da ansonsten die lokal geschädigten Strukturen aufgrund des Griffs zu sehr schmerzen könnten.

Passive Zusatzbewegung der Therapeutin: Während die Therapeutin ein laterales Gleiten im Gelenk ausführt, beobachtet sie den Patienten, achtet auf mögliche Schmerzreaktionen und fragt ihn nach seinem Befinden. Mediales Gleiten sowie mediale und laterale Rotation führt sie auf die gleiche Art und Weise durch. Wenn nur eine Bewegungsrichtung schmerzfrei ist, wird diese

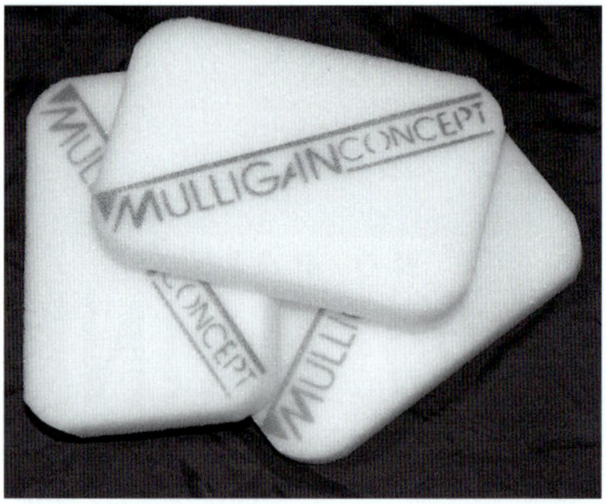

Abb. 3.2 Therapieschwamm.

für die Behandlung gewählt. Sind zwei oder mehr Bewegungsrichtungen schmerzfrei, werden sie miteinander verglichen, um die beste, d. h. völlig schmerzlose Richtung auszumachen (Abb. 3.3). Die Untersuchung basiert hier auf dem Prinzip der am geringsten erforderlichen Intensität der passiven Zusatzbewegung. Die Therapeutin wendet außerdem das Prinzip der sich aus der schmerzfreien Bewegungsrichtung ableitenden Behandlungsrichtung an.

Manchmal ist viel Zeit und Geduld erforderlich, um diese Richtung zu finden. Um exakt die schmerzfreie Gleit- und/oder Rotationsbewegung zu finden, werden nur kleine Winkel- und Druckveränderungen vorgenommen. Die schmerzfreie passive Zusatzbewegung – in diesem Fall nach lateral – wird dann beibehalten.

Aktive Bewegungen des Patienten: Die Therapeutin bittet den Patienten die Bewegung auszuführen, die zum Zeitpunkt der Untersuchung am schmerzhaftesten war. Der Patient flektiert den verletzten Finger so weit wie möglich (Abb. 3.4).

Aufrechterhaltung der Gleitbewegung: Die Gleit-/Rotationsbewegung muss jetzt während der gesamten aktiven Flexion und zurück in die Nullstellung schmerzfrei sein. Ist dies nicht der Fall, müssen weitere Anpassungen der Gleitrichtung oder der aufgewendeten Kraft erfolgen.

Wiederholung und erneute Untersuchung: Nach einigen Wiederholungen (meistens 10) lässt die Therapeutin die Hand los und bittet den Patienten alle Finger ohne Unterstützung zu beugen (z. B. eine Faust zu machen). Wenn sich der Bewegungsbe-

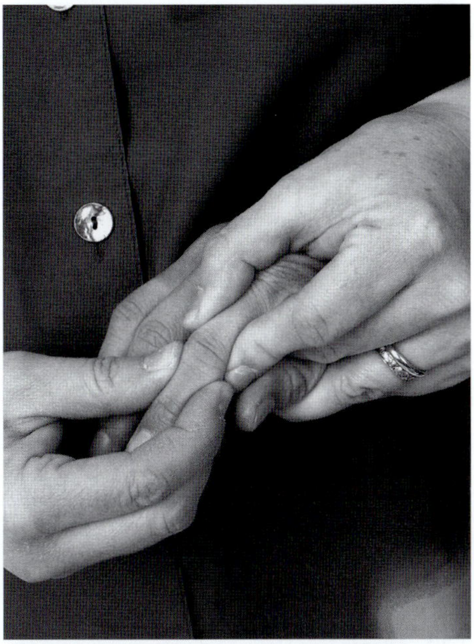

Abb. 3.3 Lateralgleiten im proximalen Interphalangealgelenk.

reich und die Bewegungsschmerzen gebessert haben, wiederholt die Therapeutin die Therapie noch ungefähr 20-mal (zwei Serien à 10 Wiederholungen). Sie orientiert sich somit am Prinzip der Dosierung anhand der empirischen Regel versus individueller Irritierbarkeit.

Mobilisation mit Bewegung plus Überdruck: Nach den ersten 10 Anwendungen und nachdem der Patient eine Verbesserung festgestellt hat, führt die Therapeutin ein passives Element in die Behandlung ein. Voraussetzung ist, dass der Patient aktiv das Ende des möglichen Bewegungsausmaßes erreicht. Am Ende der aktiven Bewegung bewegt der Patient den Finger passiv weiter in die Bewegungsrichtung, d. h. er verstärkt die Flexion (Abb. 3.5).

Die aktive Bewegung mit dem passiven Überdruck muss ebenfalls schmerzfrei bleiben, der Überdruck wird vom Patienten alleine ausgeführt. So hat der Patient keine Angst, da *er* kontrollieren kann, wie weit er den Finger flektiert und wie stark er den Überdruck ansetzt. Die Therapeutin begleitet die Bewegung lediglich, indem sie die gefundene Gleitbewegung beibehält.

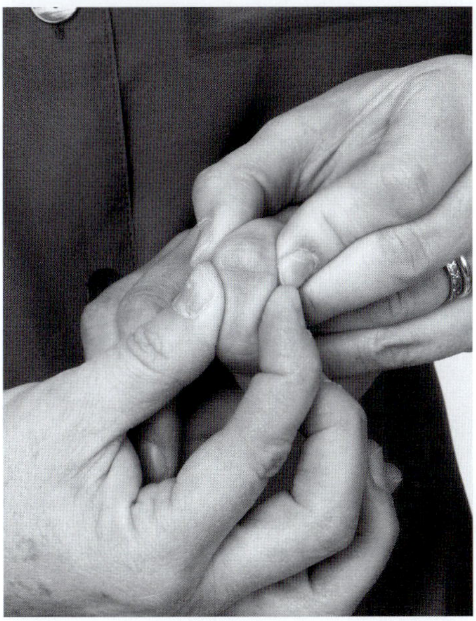

Abb. 3.4 Lateralgleiten im proximalen Interphalangealgelenk plus aktive Flexion.

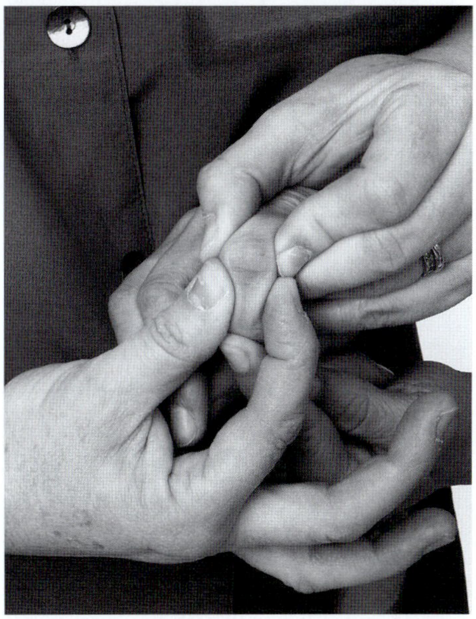

Abb. 3.5 Mobilisation mit Bewegung plus Überdruck.

Gerichtete Aufmerksamkeit: Verbesserungen erwarten.

Von der erneuten Untersuchung hängt es ab, ob der Überdruck beibehalten wird oder ob die aktive Bewegung ohne Überdruck fortgeführt wird. Brian Mulligan beschrieb in den Kursen der 1990er-Jahre den Überdruck als das „Sahnehäubchen". Heute hält er ihn dagegen für den wichtigsten Teil der Behandlung. Dies entspricht auch meiner praktischen Erfahrung aufgrund der Behandlung von Patienten nach dem Mulligan-Konzept. Der Überdruck ist zwar nicht wichtiger als das Gleiten, doch es stimmt sicherlich, dass die Prognose des Patienten sehr gut ist, wenn der Überdruck schmerzfrei ausgeführt werden kann. Die Rückerlangung einer schmerzfreien aktiven Beweglichkeit ist dann nahezu sicher – und das mit nur wenigen Behandlungen. Solange der Überdruck schmerzhaft bleibt, ist das Gelenk einfach nicht „frei" und es ist für zukünftige Probleme prädestiniert. Abb. 3.6 fasst die gesamte Untersuchungssequenz zusammen.

Brian Mulligans Slogan, „Erwarte jeden Tag ein Wunder.", ist ein weiterer, wenn auch nicht ganz wörtlich zu nehmender Aspekt des Konzepts. Entscheidend ist die Betonung des Satzes, die auf therapeutischer Berufserfahrung beruht: Nur, wer sich sicher ist, eine schmerzfreie Richtung finden zu können, kann dafür sozusagen auch empfänglich sein. Unerfahrene Therapeuten, die nach dem Mulligan-Konzept behandeln, haben in der Regel die erstaunlichen und unmittelbaren Veränderungen nur selten erfahren. Im Gegensatz zu erfahrenen Therapeuten geben sie zu schnell auf. Sind Therapeuten davon überzeugt, dass es eine Möglichkeit gibt, ihrem Patienten zu einer sofortigen aktiven schmerzfreien Bewegung mit vollständigem Bewegungsausmaß zu verhelfen, verwenden sie mehr Zeit und Energie darauf, die optimale Gleitrichtung und die richtige Intensität zu finden. Deshalb liegt in Mulligans Slogan die Betonung auf dem „Erwarte" und weniger auf „Wunder" oder „jeden Tag". Brian Mulligan zitiert auch gerne Louis Pasteur: „Auf dem Gebiet der Entdeckungen bevorzugt der Zufall nur den vorbereiteten Verstand." Dieser Satz zielt in die gleiche Richtung.

3.2 Untersuchung

Methodische Bestandteile der Untersuchung nach dem Mulligan-Konzept sind die allgemeine manualtherapeutische Untersuchung, die spezielle Mulligan-Untersuchung und die Differenzialdiagnostik. Die Untersuchung begleitet kontinuierlich die gesamte Therapie, um die Wirksamkeit und Sicherheit zu garantieren.

3.2.1 Allgemeine Untersuchung

Bevor man eine Behandlung nach dem Mulligan-Konzept in Betracht zieht, ist eine gründliche Untersuchung des Patienten notwendig. Je nach Ausbildung kann sie nach dem von Freddy Kaltenborn entworfenen Schema erfolgen oder nach dem Maitland-Konzept, nach Cyriax, McKenzie oder Lewitt usw. Eine spezielle manualtherapeutische Ausbildung ist jedoch keine Voraussetzung, manche Therapeuten nutzen einfach die Kenntnisse und Fertigkeiten, die sie in den „Untersuchungskursen" während der

Die Methoden sind ***schmerzfrei*** durchzuführen	– ***Passive*** und ***gehaltene*** Zusatzbewegung durch den Therapeuten – **Aktive** Bewegung des Patienten in die eingeschränkte Bewegungsrichtung +
Der Erfolg stellt sich ***sofort*** ein	– ***Überdruck*** +
Erwarte ein Wunder – jeden Tag	– ***Wiederholung*** (3-mal à 10) + – ***Selbstbehandlung*** (Heimprogramm)

Abb. 3.6 Zusammenfassung der wesentlichen Punkte bei jeder Untersuchung und Behandlung.

physiotherapeutischen Ausbildung erworben haben. Die Vertreter des Mulligan-Konzepts beabsichtigen nicht, neue Untersuchungsmethoden einzuführen, da es bereits viele gute Methoden gibt.
Es gelten die üblichen Kontraindikationen für eine manualtherapeutische Behandlung. Da aufgrund der Prinzipien des Konzepts keinerlei Schmerzen toleriert werden und der Patient die aktive Komponente selbst ausführt, vermittelt das Konzept Patienten und Therapeuten Sicherheit. Viele Therapeuten probieren deshalb innerhalb der Therapie nach dem Mulligan-Konzept mehr aus als bei der therapeutischen Arbeit nach anderen Konzepten. Man kann sich auf folgenden Standpunkt stellen: Wenn Patienten Schmerzen empfinden können und wenn während der aktiven Bewegung keine Schmerzen auftreten, ist die Wahrscheinlichkeit gering, dass sie unter der Bewegung leiden – mit größerer Wahrscheinlichkeit profitieren sie davon.
Die Therapeuten führen die Untersuchung vor Beginn der Anwendung durch, an deren Ende sollten sie folgende Fragen beantworten können:

- Ist sichergestellt, dass die Behandlung den Patienten nicht gefährdet oder sollte er für weitere Untersuchungen zurück an den Arzt verwiesen werden?
- Wie stark oder wie leicht muss der potenzielle Druck sein, um das Problem zu reproduzieren, damit es anschließend behoben werden kann?
- Gibt es eine aktive oder funktionelle Bewegung, die dem Patienten die speziellen Beschwerden bereitet, über die er klagt?
- Gibt es eine messbare aktive und/oder passive Bewegung, die die Beschwerden verursacht und mit deren Hilfe eine Verbesserung oder Verschlechterung messbar ist?
  - Wurden alle wahrscheinlichen (und unwahrscheinlichen) Übertragungszonen der Beschwerden und Symptome geprüft? Bsp. Schmerzen in der Hand: Wurden neben der Hand selbst auch das Hand-, Ellenbogen- und Schultergelenk sowie die HWS und BWS als mögliche Beschwerdeursachen geprüft?
  - Wurden auch die Muskeln und Nerven untersucht? Mit anderen Worten: Ist weitgehend sichergestellt, wo der Ursprung der Beschwerden liegt? Wenn z. B. ein Patient mit einem sogenannten Tennisellenbogen (lateraler Ellenbogenschmerz) in die Praxis kommt, muss er sich einer physiotherapeutischen Untersuchung unterziehen, damit festgestellt werden kann, ob die aktuellen Beschwerden und Symptome eher zervikalen bzw. thorakalen Ursprungs sind oder tatsächlich vom Ellenbogen ausgehen.

Leitfrage der Untersuchung: Welche funktionelle Aktivität und/oder Belastung verursacht die Schmerzen?

Nur wenn die Untersuchung gründlich genug war, um diese Fragen beantworten zu können, ist es ratsam, mit den Behandlungstechniken des Mulligan-Konzepts fortzufahren.

3.2.2 Mulligan-Untersuchung

Es gibt nur wenig spezifische Untersuchungspunkte im Mulligan-Konzept, der Einsatz der Techniken ist jedoch schon eine eigene Untersuchungsform. Vor, während und nach der Behandlung wird der Patient auf eine Reaktion hin untersucht, wobei es um Schmerzen, Bewegungsausmaß und Kraft geht. Reagiert der Patient nicht mit einer Schmerzlinderung und einem vergrößerten Bewegungsausmaß, muss die Behandlung angepasst werden. Das kann eine kleine Variation im Bewegungswinkel oder in der Bewegungskraft bedeuten oder aber auch eine völlig andere Behandlungsform und sogar die Hinwendung zu einem anderen Gelenkkomplex. In einigen Fällen ist Manuelle Therapie im Allgemeinen und das Mulligan-Konzept im Speziellen kontraindiziert (z. B. bei Patienten mit hochakuten Entzündungen, Tumoren, systemische Erkrankungen etc.).
Der Untersuchungsablauf lässt sich folgendermaßen zusammenfassen:

- Die Therapeutin untersucht zunächst den Patienten, um festzustellen, welche Bewegung schmerzhaft, eingeschränkt oder schwach ist.
- Die anschließende Untersuchung dient der Bestimmung der Schmerzursache und im Besonderen dem mutmaßlich verantwortlichen Gelenkkomplex.
- Die Therapeutin untersucht sodann das Gelenk im Hinblick auf die angenehmste Richtung für eine Zusatzbewegung.
- Danach wird die optimale Bewegungsrichtung und Bewegungsstärke im Gelenk gesucht, mit der die erwähnte Zusatzbewegung ausgeführt werden kann.
- Im nächsten Untersuchungsschritt wird geprüft, ob diese Richtung schmerzfrei bleibt,

wenn der Patient gleichzeitig die aktive Komponente hinzufügt, die zuvor mit Schmerzen, Bewegungseinschränkung oder Schwäche verbunden war. Diese Bewegung wird dann wiederholt.

- Schließlich wird die gesamte Bewegung zum Abschluss der „Versuchsbehandlung" erneut untersucht, um zu prüfen, ob die Verbesserung Bestand hat.
- Eine Untersuchung wird auch dann durchgeführt, wenn der Patient den Überdruck anwendet (und schmerzfrei ist), um festzustellen, ob die Bewegung weiterhin schmerzfrei bleibt und/ oder sich das Bewegungsausmaß vergrößert.
- Abschließend muss die Fähigkeit des Patienten beurteilt werden, die Behandlung als sogenanntes Heimprogramm zu Hause fortzusetzen.

Die Untersuchung nach Mulligan bietet folgende Vorteile:

- Die anhaltende und simultane Natur der Untersuchungen stellt sicher, dass das spezifische Problem des Patienten angegangen wird.
- Therapeuten erhalten das bestmögliche Feedback über den richtigen Einsatz ihrer Hände, da nur kleine Bewegungsanpassungen vorgenommen werden. Die Behandlungsqualität verbessert sich.
- Aufgrund der exakten und spezifischen Natur der anhaltenden Untersuchung verfügen nach dem Mulligan-Konzept arbeitende Therapeuten über einen sehr guten differenzialdiagnostischen Ansatz.

3.2.3 Mulligan-Untersuchung und Differenzialdiagnostik

Zur Differenzialdiagnostik können Therapeuten verschiedene Methoden und Techniken einsetzen. Bei einem Patienten mit Kopfschmerzen kann die Therapeutin z. B. folgende Techniken zur Linderung einsetzen:

- Kopfschmerz-SNAG,
- umgekehrter Kopfschmerz-SNAG,
- C1-SNAG,
- obere zervikale Traktion.

Ist keine dieser Techniken erfolgreich, verweist die Therapeutin den Patienten umgehend zurück an den überweisenden Arzt, da der Kopfschmerz dann wahrscheinlich keine mechanische Ursache hat, sondern eher auf einer anderen Pathologie beruht. Die Wirksamkeit des Mulligan-Konzepts bei der Behandlung von Patienten mit lateralem Ellenbogenschmerz konnte belegt werden (Bisset et al. 2006, Kochar 2002, Vicenzino 2001, Paungmali 2003, 2004). Spricht der Patient nicht auf die Behandlung an, so kann sich die Therapeutin gleich vom Ellenbogen aus der HWS und der oberen BWS zuwenden. Die Wahrscheinlichkeit ist relativ hoch, dass dort die Ursache der Beschwerden zu finden ist.
Mit anderen Worten: Da ein unmittelbarer Effekt für den Patienten zu erwarten ist, sofern die Therapeutin mit der Mulligan-Technik und ihrer Wirkung vertraut ist, lenkt dieses Wissen sie gleich zum aussichtsreichsten Behandlungsgebiet und gibt ebenso die aussichtsreichste lokale Richtung und Kraft für die Behandlung dieses Patienten vor.

3.2.4 Kontinuierliche Untersuchung sowie Wirksamkeits- und Sicherheitskontrolle

Die Bewegung sollte schmerzfrei bleiben und das Bewegungsausmaß permanent vergrößern, bis es in allen Richtungen wieder vollständig ist. Aufgrund des kontinuierlichen Charakters der Untersuchung bleibt die Konzentration der Therapeuten auf unmittelbare positive Resultate gerichtet und erzeugt so einen hohen Wirkungsgrad.
Wenn hingegen der Patient passiv bleibt und eine passive Bewegung bei ihm angewendet wird, können weder der Patient noch die Therapeutin vor dem Ende der Anwendung sicher sagen, ob die Behandlung effektiv war oder nicht. Wenn die Bewegung wieder untersucht wird, kann es bereits zu spät sein, d. h. der Patient kann größere Schmerzen oder ein kleineres Bewegungsausmaß aufweisen, kurz: sein Zustand hat sich womöglich verschlechtert.
In der Therapie nach dem Mulligan-Konzept führt der Patient kontinuierlich die Bewegung aus, die zuvor Beschwerden bereitete, sodass die kontinuierliche genaue Anpassung der Anwendung die optimale Behandlung des Problems ermöglicht. Dies verringert die Gefahr einer Verschlimmerung der Symptome. Zusätzliche Hilfen sind die relativ wenigen Wiederholungen, mit denen die Behandlung beginnt und die allmähliche Steigerung der Anzahl, wenn der Patient keine Anzeichen einer Entzündungsreaktion aufweist. Aus diesem Grunde wird auch das Heimprogramm erst ins Spiel gebracht, wenn sich der Behandler sicher ist, dass die Art und

Richtung der passiven Bewegung bei diesem Patienten angemessen sind.

3.3 Therapie

Diagnostik und Therapie sind im Mulligan-Konzept eng miteinander verbunden. Sie gehen quasi nahtlos ineinander über. Die folgenden Beispiele stellen die Bandbreite der möglichen Methoden und Techniken im Mulligan-Konzept dar. Die Methode Mobilisation mit Bewegung (MWM) für periphere Gelenke wurde bereits am Beispiel der Technik MWM der Fingergelenke beschrieben. Am häufigsten werden an der Wirbelsäule dei Sustained Natural Apophyseal Glides (SNAGs) eingesetzt.

3.3.1 SNAGs für die HWS-Rotation

Dieses Beispiel ist allgemein gehalten, da es sich um einen ganz typischen, täglich vorkommenden Fall handelt. Wenn sich ein Patient mit zervikalen Beschwerden vorstellt, ist die Bewegung oft schmerzhaft und vor allem in der HWS-Rotation eingeschränkt.

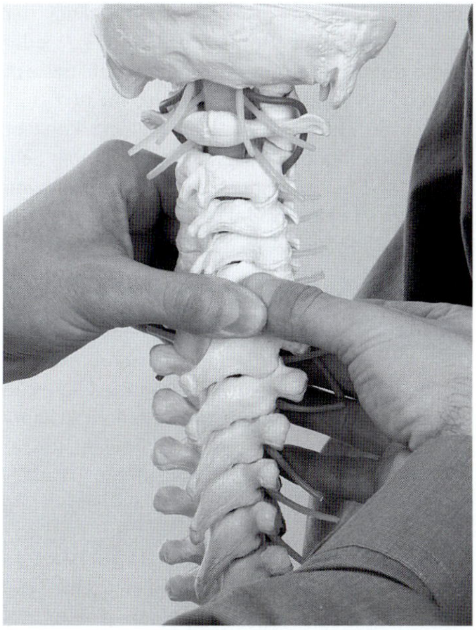

Abb. 3.7 Gleitbewegung: unilateraler SNAG C5/6 rechts.

Entsprechend der Prinzipien des Konzepts sucht die Therapeutin diejenige Gleitbewegung im Zygapophysealgelenk, die keine Schmerzen verursacht. Die Bewegungsrichtung ist ein Gleiten, parallel zu einer gedachten Linie, der sogenannten Behandlungsebene. Im Bereich der mittleren und unteren Halswirbelsäule geht die Gleitrichtung ungefähr in Richtung Auge des Patienten (Abb. 3.7).

Kontinuierliches Bewegen und Untersuchen führen zu einer maßgeschneiderten, effektiven Therapie.

Wenn das angenehmste Niveau gefunden ist, wird nur ein minimaler Druck aufgewendet, der es immer noch erlaubt, eine schmerzfreie Bewegung am Patienten durchzuführen. Es wird soviel Kraft wie nötig und so wenig wie möglich aufgebracht. (Prinzip der am geringsten erforderlichen Intensität der passiven Zusatzbewegung.)
Hier sei erwähnt, dass der meist ausreichende Druck weit unter dem Druck liegt, den man zur Korrektur eines Stellungsfehlers erwarten würde. Manchmal ist es kaum mehr als der Hautkontakt, der eine erstaunliche Wirkung auf die Schmerzen haben kann und zu einer schmerzfreien Bewegung führt.
Anschließend bittet die Therapeutin den Patienten, den Kopf in die Richtung zu bewegen, die zuvor nicht möglich war. Die Bewegung sollte jetzt schmerzfrei sein und das komplette Bewegungsausmaß abdecken (solange die Therapeutin sich mit dem Patienten bewegt und sie den erforderlichen Druck aufrechterhält, während der Patient sich in die zuvor eingeschränkte Richtung oder auch zurück bewegt).
Der Patient kann einen passiven Überdruck auf die Schläfenregion (ein passiver, in die weitere aktive Bewegung gerichteter Druck auf den Kopf) ausüben, wenn dieser Druck schmerzfrei ist (Abb. 3.8).

Interessanterweise ist der Patient oft bereit, wesentlich weiter in die Bewegungsrichtung Druck auszuüben, als es der Behandler selbst gewagt hätte. Nach meiner Meinung liegt dies daran, dass der Patient die Bewegung selbst kontrolliert und somit keine Spannung gegen sich selbst entwickelt, sondern sich eher entspannt und die passive Bewegung geschehen lässt. Würde dies eine andere Person versuchen, baut der Patient automatisch eine Spannung auf, um sich zu schützen. Die erneute Untersuchung zeigt gewöhnlich eine deutliche Verbesserung des Bewegungsbereiches und eine spürbare Linderung der Schmerzen.

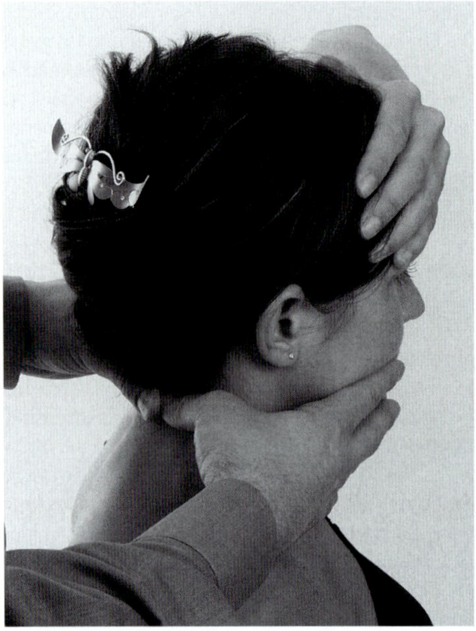

Abb. 3.8 SNAG C5/6 rechts plus linke Zervikalrotation plus Überdruck.

Wie viele Sitzungen für eine größtmögliche Schmerzreduzierung erforderlich sind, hängt von vielen Faktoren ab, z. B.:

- Gibt es in der Anamnese frühere bzw. wiederholte Verletzungen oder Beschwerden und Symptome, die eventuell zu bleibenden und irreversiblen Schädigungen geführt haben? Gab es für den Patienten seit Einsetzen der Symptomatik beschwerdefreie Phasen?
- Gibt es eine zugrunde liegende Pathologie für dieses oder andere medizinische Probleme, die die Geschwindigkeit und/oder den Grad der Genesung beeinflussen können (z. B. rheumatoide Arthritis, Arthrose, Durchblutungsstörungen, Diabetes, Medikamentenmissbrauch usw.)?
- Wie hat der Patient auf andere Behandlungen in der Vergangenheit angesprochen?
- Ist der Patient in der Lage, ein Heimprogramm erfolgreich durchzuführen, um die Verbesserungen aufrechtzuerhalten (Schmerzfreiheit, verbesserte Bewegung und Funktion)?
- Wie ist die Compliance des Patienten?

3.3.2 MWM mit Therapiegurt

Der Therapiegurt im Mulligan-Konzept kommt immer dann zum Einsatz, wenn er die Behandlung für den Therapeuten vereinfacht, oder wenn ein Patient sehr viele Wiederholungen benötigt. Er besteht aus einem ca. 5 cm breiten Gurt und einer Schnalle, die ein zügiges Anlegen ermöglicht. Man kann den Therapiegurt mit einem Koffergurt vergleichen, er ist jedoch länger und stärker. Der Gurt ersetzt in der Regel die Mobilisationshand, die ein parallel gerichtetes Gleiten zur Behandlungsrichtung ausführt. Besonders an großen Gelenken, wie bei einer Mobilisation mit Bewegung im Hüftgelenk oder einer Mobilisation im oberen Sprunggelenk, bei denen der mechanische Effekt im Vordergrund steht, kommt der Gurt sehr häufig zum Einsatz. Aber auch bei der klassischen Behandlung des Tennisellenbogens nach Mulligan (siehe Abb. 3.10) findet das laterale Gleiten des Unterarms mit Gurt statt. Ungünstig scheint die Mobilisation mit Gurt an kleineren Gelenken (Finger, Zehen etc.) zu sein, da man hier sehr spezifisch und punktuell greifen muss, und deutlich weniger Kraft benötigt, als an großen Gelenken. Einige Patienten empfinden den Gurt auf der Haut als unangenehm. Hier kann allerdings mit einem Therapieschwamm (siehe Abb. 3.2) oder einem Handtuch als Unterlage für Abhilfe gesorgt werden. Ein weiteres Einsatzgebiet für den Gurt stellen die Heimübungen im Mulligan-Konzept dar, und hierbei besonders die sogenannten Self-SNAGs, also Selbstübungen zur Verbesserung von schmerzhaft eingeschränkten Bewegungen in der Lendenwirbelsäule (Abb. 3.9).

Fallbeispiel: lateraler Ellenbogenschmerz

Die Technik MWM mit Therapiegurt für das Ellenbogengelenk wurde in der Literatur häufig beschrieben. Ihre Wirksamkeit als sehr erfolgreiche Behandlung bei Patienten mit lateralem Ellenbogenschmerz (Tennisellenbogen) ist belegt (Bisset et al. 2006, Kochar 2002, Vicenzino 2001, Paungmali 2003, 2004).

Eine 30-jährige Versicherungsmaklerin, Frau M., klagt über rezidivierende Schmerzen am lateralen Ellenbogen, die seit etwa 6 Monaten bestehen. Die Beschwerden traten erstmalig nach einer Woche mit täglich 12-stündiger Arbeit an einem neuen Laptop auf. Die Schmerzen wurden so stark, dass

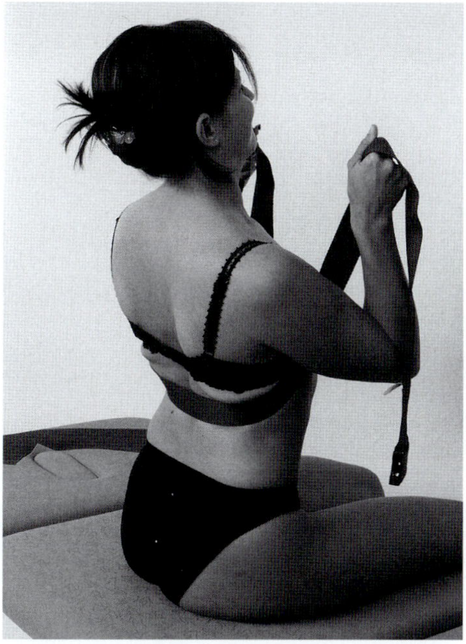

Abb. 3.9 Self-SNAG mit Therapiegurt.

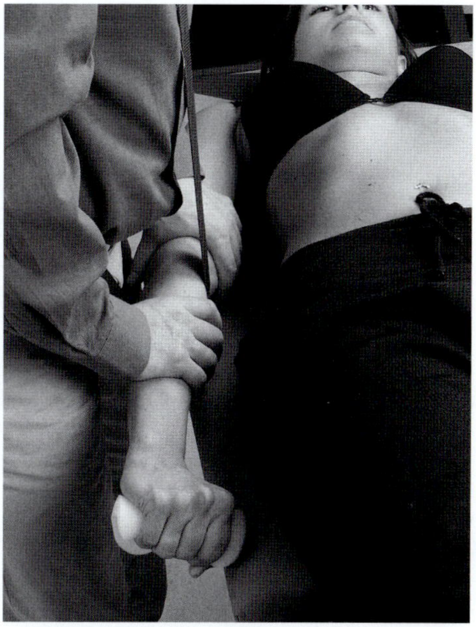

Abb. 3.10 Einsatz des Therapiegurtes bei Frau M. (lateraler Ellenbogenschmerz).

sie am Wochenende ihren Arm in einer Schlinge trug. Am Montag konnte sie wieder arbeiten. Die Schmerzen traten jedoch wieder auf – nicht nur bei der Computerarbeit, sondern auch bei anderen Tätigkeiten, die mit Greifbewegungen verbunden waren, wie etwa dem Aufschrauben eines Marmeladenglases, Wäsche auswringen oder Arbeiten mit einem Schraubenzieher. Jetzt in der Physiotherapie gibt Frau M. den Schmerzgrad auf einer Skala von 1–10 mit 5 an. Seit der ersten Episode war sie zu keiner Zeit völlig schmerzfrei.

Frau M. befindet sich in der Ausgangsstellung Rückenlage und der Therapeut steht auf ihrer betroffenen Seite. Er innenrotiert ihren Oberarm, sodass der laterale Kondylus des Ellenbogens zur Decke gerichtet ist.

Gleich distal des Gelenkspaltes wird ein Therapiegurt an Frau M's Unterarm angelegt. Die therapeutische Blickrichtung ist auf das Gesicht der Patientin gerichtet. Der Therapeut führt seinen lateralen Arm und seinen Kopf durch den Gurt. Der Gurt verläuft damit über seine patientennahe Schulter. Er zieht den Gurt an, sodass er über die Patientin gebeugt steht und der Therapiegurt wie ein Lot (oder wie eine „Krawatte") über dem betroffenen lateralen Ellenbogen hängt (Abb. 3.10).

Anschließend beugt der Therapeut seine Kniegelenke, wenn er sie wieder streckt, gleitet der Unterarm mithilfe des Gurtes in Bezug auf den Oberarm nach lateral. Dazu muss mit den Händen auf den Unterarm und den Humerus ein gleichstarker, entgegengesetzter Druck nach medial gegeben werden.

Solange das laterale Gleiten schmerzfrei bleibt, führt Frau M. mit ihrer Hand wiederholt Greifbewegungen aus, die normalerweise ihre Schmerzen auslösen. Die aktive Bewegung ist ebenfalls schmerzfrei, obwohl sie die Griffstärke deutlich steigert. Die mit dem Gurt aufgebrachte Kraft ist so groß wie nötig und so gering wie möglich. Die Bewegung wird so oft wiederholt, bis Frau M. während der Untersuchung schmerzfrei ist.

Meistens ist bei Patienten mit lateralem Ellenbogenschmerz ein Heimprogramm erforderlich, um die Verbesserung zu stabilisieren. Frau M. lehnt sich mit dem lateralen Oberarm des betroffenen Ellenbogens gegen den Türrahmen. Dann schiebt

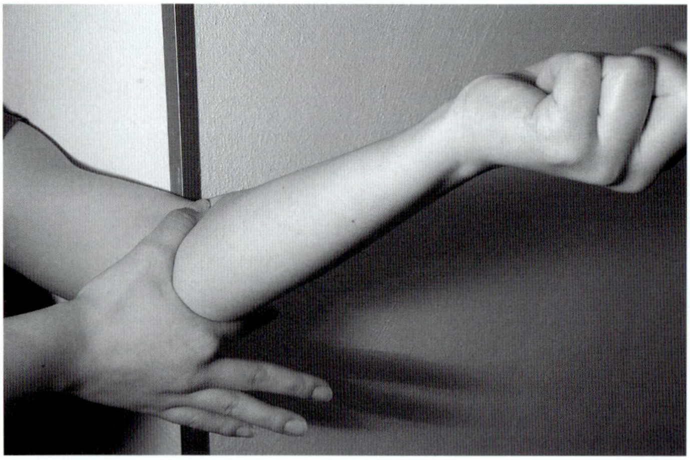

Abb. 3.11 Selbstbehandlung bei lateralem Ellenbogenschmerz.

Die Selbstbehandlung ist notwendig, um den Therapieerfolg zu stabilisieren.

sie den Unterarm passiv nach lateral, während sie gleichzeitig Greifbewegungen mit ihrer Hand ausführt (Abb. 3.11). Diese normalerweise schmerzhafte Bewegung muss jetzt schmerzfrei sein. Frau M. wiederholt die Bewegung so oft, wie es der Physiotherapeut vorgibt: z. B. zwei Serien mit jeweils zehn Wiederholungen

Frau M. benötigt insgesamt 5 Behandlungseinheiten in der Physiotherapiepraxis inklusive Selbstbehandlung bis zur Schmerzfreiheit. In solchen Fällen ist eine Follow-up-Behandlung oder ein Telefonanruf nach 3–6 Monaten sinnvoll, um zu prüfen, ob die Verbesserung des Patienten Bestand hat.

Fallbeispiel: Bewegungsschmerz Schultergelenk

Frau S. klagt über Schmerzen bei der Flexion im Schultergelenk und eine deutliche Bewegungseinschränkung beim Anheben des Armes nach vorne (Abb. 3.12a–b). Während der Flexion fallen eine deutliche Ausweichbewegung des Kopfes und des

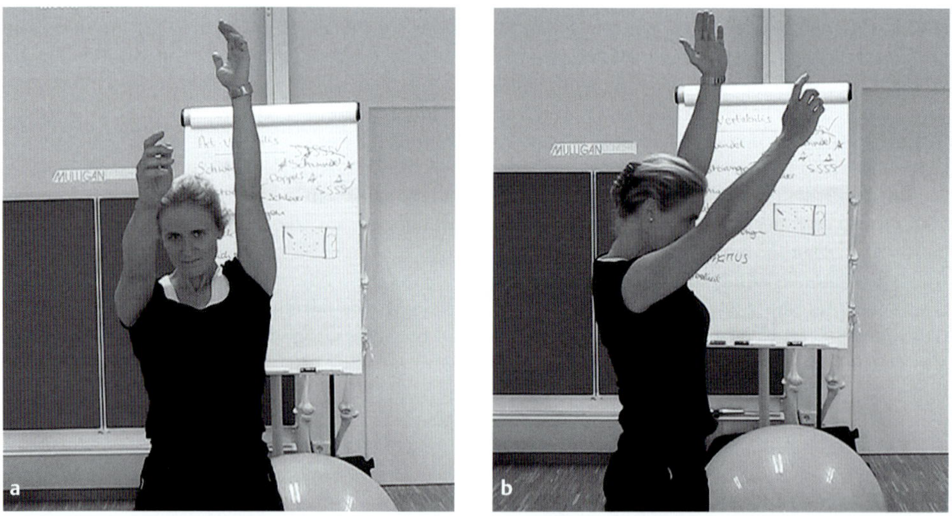

Abb. 3.12a–b Frau S. vor der Behandlung, die Flexion im Schultergelenk ist schmerzhaft eingeschränkt.

Thorax auf. Sie hat diese Beschwerden bereits seit einigen Jahren aufgrund ihrer Bewegungseinschränkung und Schmerzen. An eine frühere Verletzung kann sie sich nicht erinnern.

Die Therapeutin entscheidet sich zur Korrektur eines möglichen Stellungsfehlers des Humeruskopfes im Verhältnis zum Glenoid in posteriorer Richtung mit einem Therapiegurt. Dazu steht sie hinter Frau S. und zieht den Humerus nach posterior und lateral, sodass der Humerus in der Skapulaebene auf dem Glenoid nach hinten gleitet. Bei der Patientin kommt es zusätzlich zu einer leicht nach kranial gerichteten Gleitbewegung, die die Zusatzbewegung angenehmer macht. Dabei wird so viel Druck wie nötig und so wenig wie möglich ausgeübt. Um sicherzustellen, dass der Druck nicht zu einer reinen Thoraxrotation führt, wird ein entsprechender Gegendruck am Thorax bzw. an der oberen Skapula gegeben. Anschließend bittet die Therapeutin Frau S., ihren Arm reflektieren. Die Therapeutin folgt der Bewegung mit ihren Händen und ihrem Körper, wobei sie den Druck auf den Humeruskopf und den Thorax auf dem Weg in die Flexion und zurück konstant aufrechterhält. Frau S. weist eine unmittelbare Zunahme ihres Bewegungsausmaßes auf, die vollkommen schmerzfrei ist (Abb. 3.13a–b).

Fallbeispiel: Schultergelenk – alternative Methode

Die 30-jährige Physiotherapeutin A. hat seit 5 Jahren starke Schulterschmerzen. Sie hatte versucht, einen neurologischen Patienten aufzufangen, als dieser stürzte. Es waren diverse Behandlungen versucht worden, die alle erfolglos blieben. Die Kollegin sucht verzweifelt nach Hilfe. Ihre Flexion im Schultergelenk ist auf 160° reduziert, schmerzhaft sowie mit einer merklichen Rotation und Lateralflexion der HWS zur schmerzhaften Seite verbunden. Auch in der LWS zeigt sie eine starke Ausweichbewegung. Die Schmerzen spiegeln sich in ihrem Gesichtsausdruck und in ihren Ausweichbewegungen wider, mit denen sie versucht, die Schmerzen zu vermeiden (Abb. 3.14a–b).

Zur Behandlung wird die bereits im zweiten Fallbeispiel beschriebene Ausgangsstellung eingenommen, wobei die Korrektur der Humeruskopfposition mithilfe eines Therapiegurtes angestrebt wird. Diesmal wird die aktive Bewegung nicht durch eine

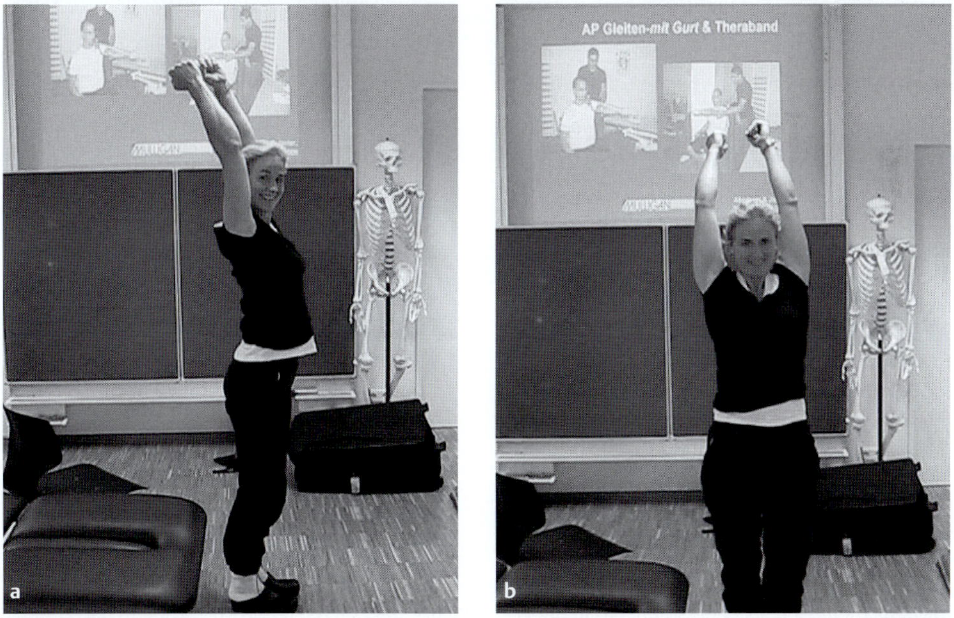

Abb. 3.13a–b Nach einer Behandlung von 3mal 10 Wiederholungen flektiert Frau S. völlig schmerzfrei im Schultergelenk.

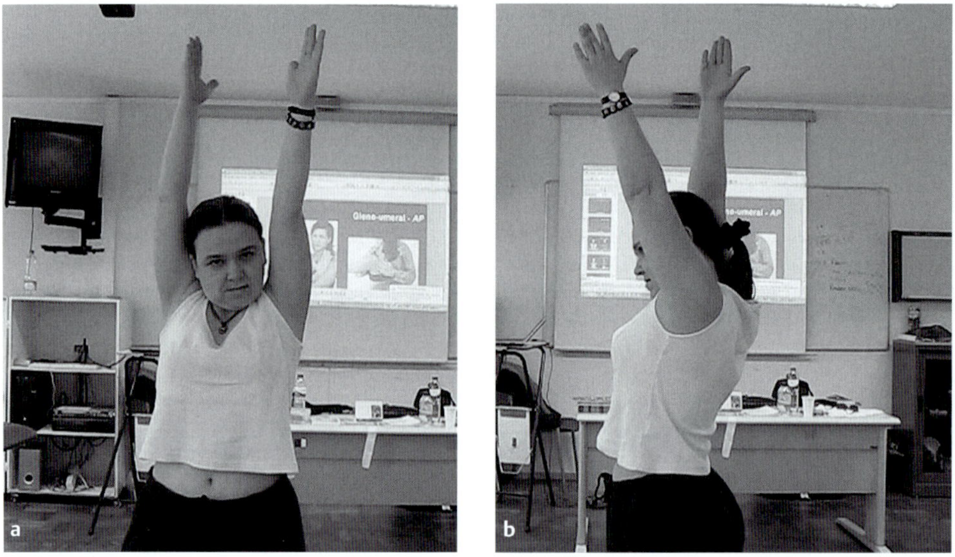

Abb. 3.14 a–b Frau A. vor der Behandlung mit eingeschränkter Flexion im Schultergelenk.

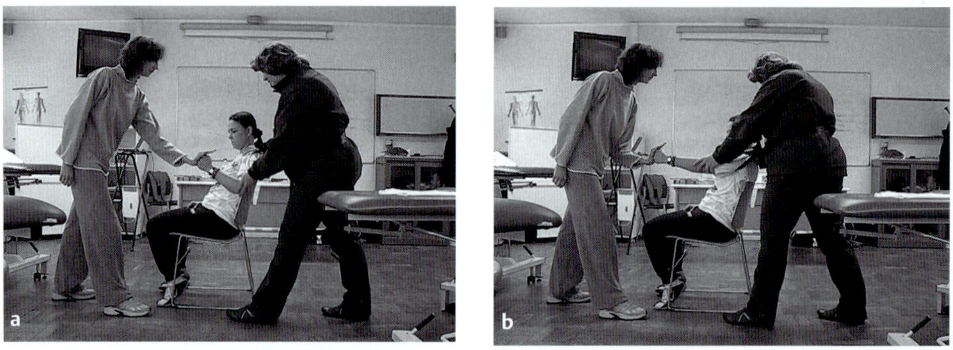

Abb. 3.15 a–b Behandlung von Frau A. mit einer Hilfsperson, die den Widerstand für die „Boxbewegung" gibt.

Flexion in die eingeschränkte Richtung erreicht, sondern durch eine aktive „Boxbewegung" in 90°-Flexion (siehe Box 2). Die Bewegung wird gegen einen leichten Widerstand durch eine Hilfsperson ausgeführt (Abb. 3.15a–b). Frau A. ist nach gerade 2-mal 10 Wiederholungen der Boxbewegung völlig schmerzfrei und weist ein vollständiges Bewegungsausmaß auf (Abb. 3.16a–b). Alternativ: Abb. 3.17 zeigt die Bewegung mit einem leichten (gelben) Theraband als Widerstand, das in der Praxis einfach einzusetzen ist.

3.3.3 MWM im Kniegelenk als indirekte Behandlung eines Radikulärschmerzes

Fallbeispiel: Verdacht auf Fersensporn

Frau M. kommt mit der Diagnose Fersensporn rechts in die physiotherapeutische Praxis. Der Therapeut sagt ihr, dass er nicht glaubt, ihr helfen zu können. Da sie jedoch im Tanzsport aktiv ist, fragt er sie nach weiteren Beschwerden und erfährt, dass sie rechts ein Knieproblem hat. Frau M. geht davon aus, dass man ihr nicht helfen kann. Sie berichtet auf Nachfrage des Therapeuten,

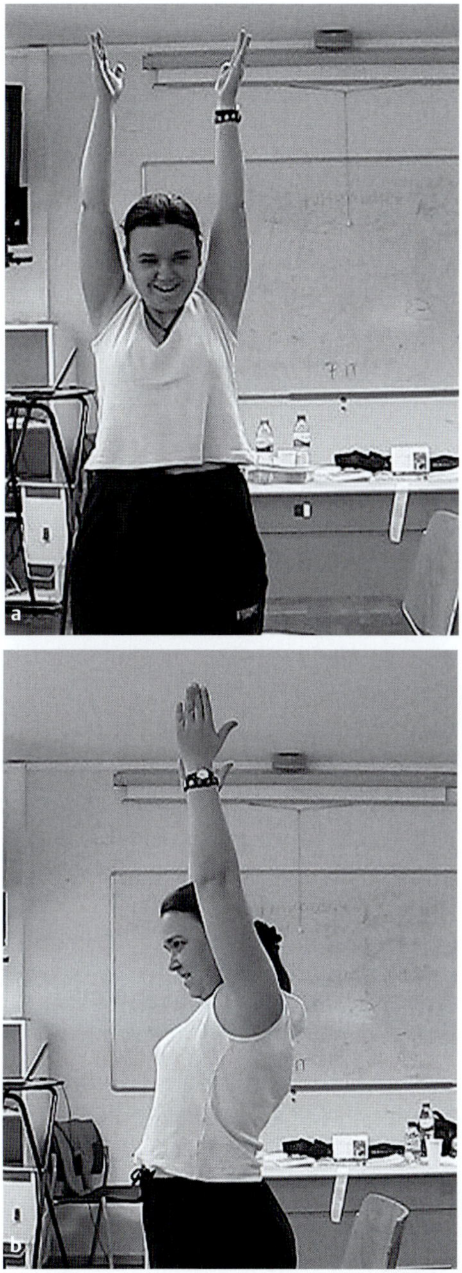

Abb. 3.16a–b Frau A. nach der Behandlung (2-mal 10 Wiederholungen) mit verbesserter Beweglichkeit im Schultergelenk.

Box 2

Entwicklung einer neuen Technik:
Vor einigen Jahren entwickelte Mulligan eine neue Technik für das Schultergelenk, die sich im Wesentlichen in zwei Aspekten von der „normalen" MWM unterscheidet. Erstens: Der Patient führt nicht die schmerzhafte Bewegung (Flexion) aus, sondern eine nach vorne gerichtete „(Faust) Schlagbewegung". Zweitens: Der Patient arbeitet gegen einen Widerstand, obwohl das ebenfalls nicht sein „Problem" ist.
Diese Form der Behandlung eröffnet ein ganz neues Spektrum von Möglichkeiten im Mulligan-Konzept. Wie im Fallbeispiel beschrieben wird der Humeruskopf zunächst entsprechend einer MWM im Verhältnis zur Schulterpfanne korrigiert, doch an dieser Stelle hören die Gemeinsamkeiten bereits auf. Statt vollständig in die eingeschränkte Richtung hineinzubewegen, bewegt der Patient ein Stück des Wegs und stoppt deutlich früher. Also bevor die Schmerzen einsetzen oder das Bewegungsende erreicht ist.
In dieser Position (unter 90°-Flexion) bewegt sich der Patient in eine völlig neue Richtung, die auf jeden Fall völlig schmerzfrei ist. Hier werden die Muskeln gegen Widerstand bewegt, und man könnte es „Mobilisation mit stabilisierender Bewegung" oder „Mobilisierung mit Muskelkräftigungsbewegung" nennen, da der Erfolg der Behandlung (nach meiner Meinung) aufgrund eines anderen Wirkmechanismus als bei der MWM zustande kommt. Im Schultergelenk, dessen Stabilität und Funktion so sehr von der Muskulatur abhängen, ist diese Technik sehr wirksam. Sie ist auf andere Gelenke übertragbar.

dass sie zuerst aufgrund eines medialen Meniskusrisses am Knie operiert worden sei und einige Jahre später erneut aufgrund einer vorderen Kreuzbandruptur. Da sie im Leistungssport trainiert (Standardtanz), testet der Therapeut interessehalber die Beweglichkeit des Kniegelenks. Erstaunt stellen beide fest: Obwohl sie täglich 6 h tanzt, beträgt das Bewegungsausmaß lediglich 0°–5°–80°.
Bei der Untersuchung bereitet die mediale Rotation im Kniegelenk keine Beschwerden, während die laterale schmerzhaft und eingeschränkt ist. Frau M. und der Therapeut entscheiden daher, den mutmaßlichen Stellungsfehler durch eine gehaltene Medialrotation zu korrigieren, während Frau M. gleichzeitig ihr Kniegelenk beugt. Überraschenderweise kann Frau M. das Gelenk sofort vollständig

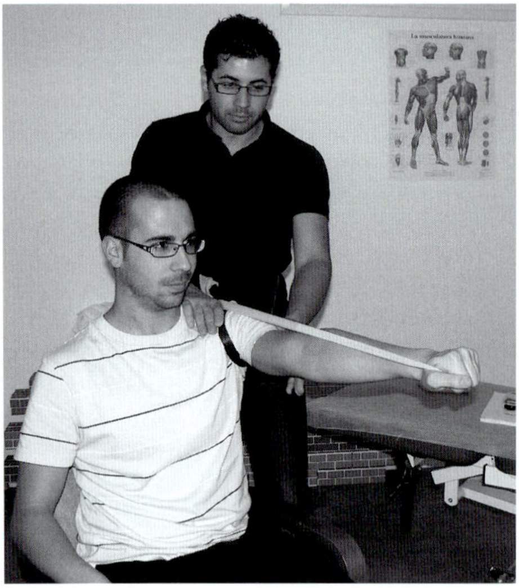

Abb. 3.17 Widerstand mithilfe eines gelben Therabandes.

flektieren. Die Technik wird in 3 Serien à 10-mal wiederholt. Anschließend bittet der Therapeut Frau M., zunächst aufzustehen und anschließend in die Hocke zu gehen. Ihre aktive Beweglichkeit im Stehen hat sich jedoch nur marginal verbessert. Deshalb entscheidet sich der Therapeut die passive Zusatzbewegung (Medialrotation) der Tibia gegenüber dem Femur aufrecht zu erhalten, während die Patientin schmerzfrei ganz in die Hocke geht (Abb. 3.18). Dies kann sie bis zu 50-mal wiederholen. Zum Abschluss der Behandlung taped der Therapeut das Kniegelenk in medialer Rotation, um das Behandlungsergebnis zu stabilisieren.

Am folgenden Tag berichtet Frau M., dass sie, abgesehen von einem heftigen Muskelkater aufgrund der ungewohnten Bewegungen (!), keine Beschwerden mehr hat. Sie ist bei vollständiger Beweglichkeit im Kniegelenk schmerzfrei. Die Behandlung in der Hocke wurde wiederholt und das Knie wurde wiederum in mediale Rotation getaped. Frau M. wird 5-mal behandelt, wobei die Behandlungen 3–5 nur noch das Tapen beinhalten (Abb. 3.19).

Am Ende der Behandlungsserie ist Frau M. schmerzfrei. Ihr Kniegelenk ist völlig mobil, sie kann in die Hocke gehen und zudem sind ihre Beschwerden an der Ferse behoben, mit denen sie ursprünglich den Therapeuten aufsuchte. Acht Monate später schickt sie dem Therapeuten eine Postkarte, auf der sie mit einem strahlenden Lächeln tanzend zu sehen ist. Sie bleibt vollkommen symptomfrei.

Anmerkung: Geht man dem in diesem Fallbeispiel beschriebenen Phänomen weiter nach, stellt man fest, dass häufig ein Zusammenhang zwischen Fersenschmerzen und einer früheren Knieverletzung besteht. In der Regel lassen sich die Fersenschmerzen mittels einer MWM-Behandlung des Kniegelenks beheben. Wobei die laterale Rotation seltener hilfreich ist als die mediale. Auch laterales und mediales Gleiten haben sich als erfolgreich erwiesen. Ergibt sich bei Patienten nach einer Kreuzbandoperation aus der Anamnese, dass die

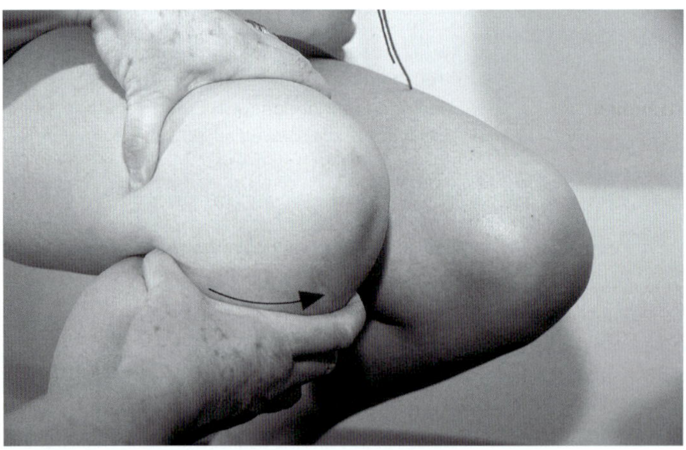

Abb. 3.18 MWM: Medialrotation plus in die Hocke gehen.

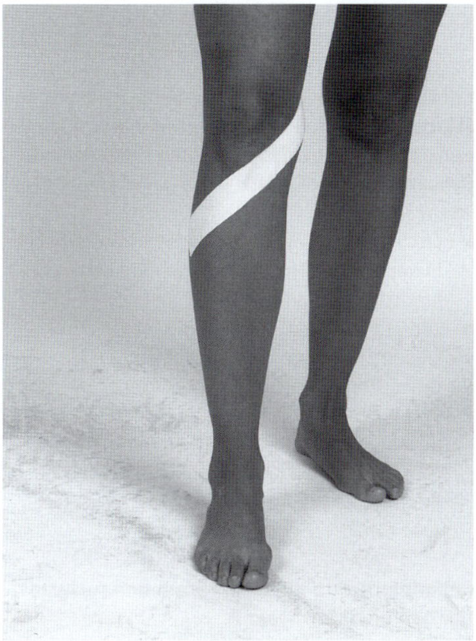

Abb. 3.19 Tapen des Kniegelenks für die mediale Rotation.

Sehne des M. semimembranosus für eine ligamentäre Plastik verwendet wurde, muss die Rotation (auch die aktive Rotation) des Kniegelenks Teil der Untersuchung des Patienten sein. Es ist hilfreich, das Ergebnis einer MWM-Behandlung mit Muskelaufbautraining zu unterstützen, das auch das Rotationstraining des Kniegelenks beinhaltet. Das propriozeptive Training für das Knie und die untere Extremität ist ebenfalls notwendig.

3.3.4 MWM nach Inversionstraumen

Das Inversionstrauma des oberen Sprunggelenks ist häufig und zählt zu den erfolgreichsten Behandlungen nach dem Mulligan-Konzept (Collins et al. 2004, Vicenzino et al. 2006, Moiler et al. 2006). Wie in Kapitel 2.2.2 beschrieben, handelt es sich um einen Stellungsfehler zwischen Fibula und Talus. Während des Inversionstraumas wird die Fibula nach kaudal und anterior gezogen. Diese veränderte Position stört den normalen Bewegungsablauf im oberen Sprunggelenk.

In Deutschland kommen diese Patienten, trotz andauernder Beschwerden, oft erst nach der akuten Phase, mitunter sogar erst nach Jahren und manchmal nach einer Operation zur physiotherapeutischen Behandlung. Die Patienten klagen häufig über ein gewisses Gefühl der „Instabilität" in der Knöchelregion.

Die Methode MWM kann bei hochgradig akuten Verletzungen des Sprunggelenks und ebenso bei eher chronischen Beschwerden angewendet werden. Bei Patienten mit akuten Verletzungen muss die Suche nach einem schmerzfreien Griff sehr behutsam erfolgen. Dabei ist der Einsatz eines Therapieschwamms häufig unerlässlich, um die Region gut zu fassen und um einen besseren Kontakt zu haben.

Fallbeispiel: Inversionstrauma oberes Sprunggelenk

Frau F. humpelt, versorgt mit Unterarmgehstützen, in die physiotherapeutische Praxis. Der Therapeutin fällt sofort ihr bläulich-livid verfärbter Fuß auf, wobei sich das Hämatom nicht nur auf die Fußsohle, sondern auf sämtliche Zehen ausgebreitet hat.

Frau F. ist 35 Jahre alt, sportlich nicht aktiv. Vor 2 Wochen ist sie an einer Bordsteinkante gestützt und leidet seitdem an den Folgen eines Inversionstraumas. Zurzeit kann sie den Fuß wegen extremer Schmerzen kaum belasten. Sämtliche Bewegungen im Sprunggelenk sind schmerzhaft und auf 5° limitiert. Den Stellungsfehler einer nach distal und anterior verschobenen Fibula korrigiert die Therapeutin, indem sie den Daumenballen der linken Hand über den lateralen Malleolus des rechten Sprunggelenks legt und die Finger die Achillessehne umschließen. Die Korrekturbewegung erfolgt sanft, indem der Daumenballen eine Bewegung gegen den Malleolus in kraniodorsaler Richtung auf die stationären Finger zu ausübt. (Wenn die Richtung und der – sehr geringe – Druck richtig dosiert sind, ist an der Fußaußenkante eine Eversionsbewegung zu beobachten.) Die Therapeutin setzt einen Therapieschwamm ein, damit der Kontakt zwischen ihrem Thenarballen und dem lateralen Malleolus möglichst angenehm ist (Abb. 3.20).

Anschließend bittet sie Frau F., die normalerweise eingeschränkte Inversionsbewegung auszuführen. Sie ist nun in der Lage, die Bewegung fast vollständig auszuführen. Nach 3 Anwendungen mit je 10 Wiederholungen ist das Bewegungsende erreicht. Mithilfe eines Therapiegurtes kann sie den Überdruck schmerzfrei anwenden.

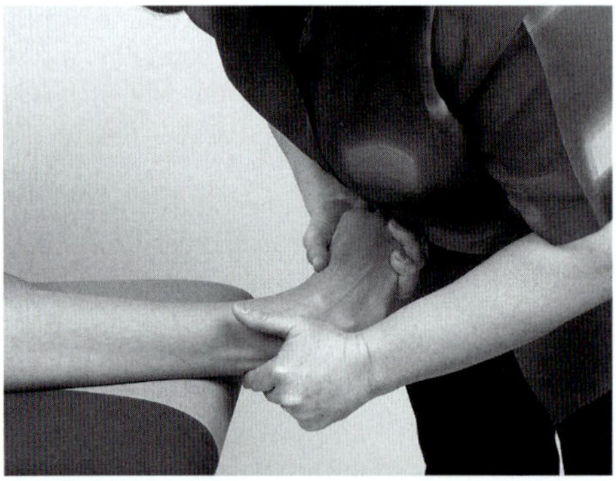

Abb. 3.20 Behandlung des Inversionstraumas: Therapeutentechnik.

Um das Behandlungsergebnis zu sichern, wird das Sprunggelenk getaped. Während des Tapens achtet die Therapeutin darauf, dass sie sowohl die Korrektur des Malleolus als auch die Neutral-0-Stellung im oberen Sprunggelenk aufrechterhält, damit der Fuß nicht in einer Position der Plantarflexion gehalten wird. Das Tape ist ein Beispiel für ein „Heimprogramm", bei dem die Patienten nicht an ihre Übungen denken müssen, sondern sich fast normal bewegen können, während das Tape die Korrektur in Position hält (Abb. 3.21).

Frau F. benötigt 10 Anwendungen bis zur Schmerzfreiheit. Ihre Unterarmgehstützen nutzte sie bereits nach dem ersten Besuch nicht mehr. Um die propriozeptiven Reaktionen wieder zu erlernen, waren jedoch 10 Sitzungen erforderlich.

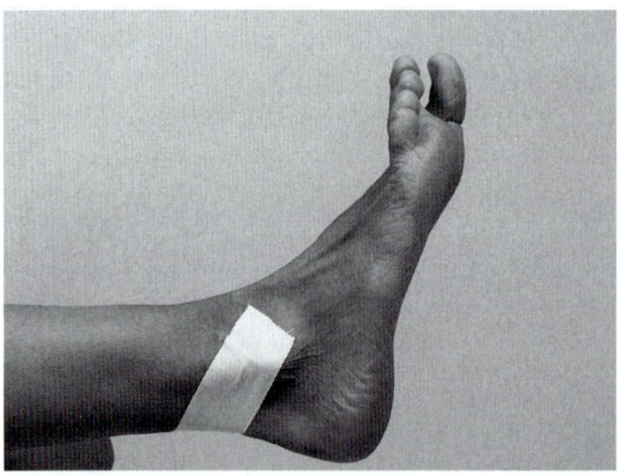

Abb. 3.21 MWM bei einem Inversionstrauma: Korrektur des lateralen Malleolus in posterior-cranialer Richtung mittels Tape.

3.3.5 Auswahl der Techniken

Die Auswahl der Techniken richtet sich nach den beschriebenen Prinzipien, wobei das wichtigste Prinzip ist, dass die Behandlung vollkommen schmerzfrei verlaufen muss. Die nachfolgenden Punkte helfen den Therapeuten, die geeignete Behandlungsrichtung für ihren jeweiligen Patienten auszuwählen:

- Der Patient ist der König und hat immer Recht. Er kann in der Therapie die richtige Behandlungsrichtung aufzeigen.
- „Besser" ist nicht gut genug.
- Geben Sie nicht zu schnell auf, und erhöhen Sie Ihre Erfolgserwartungen.
- Wenn sich der Patient nicht schmerzfrei behandeln lässt, muss nach einem anderen physiotherapeutischen Konzept gearbeitet werden oder der Patient muss an den überweisenden Arzt zurückverwiesen werden.

Behandlung von Kopfschmerzen und Auswahl der geeignetsten Technik

Die folgenden Fallbeispiele beschreiben die Behandlungen von zwei Patientinnen mit Kopfschmerzen. Die hier eingesetzten Techniken, Kopfschmerz-SNAGs und umgekehrte SNAGs, unterscheiden sich von anderen SNAGs: Obwohl auch bei diesen die beste Gleitposition in den Facettengelenken gesucht wird und diese Richtung anschließend beibehalten wird, bewegen sich die Patienten währenddessen nicht. Es handelt sich jedoch immer noch um einen SNAG, um ein gehaltenes physiologisches Gleiten im Facettengelenk.

Die Begriffe SNAG oder NAG unterscheiden sich insofern, als dass die Therapeuten bei den SNAGs das Gleiten aufrechterhält und bei den NAGs das Gleiten oszilliert. Was nichts damit zu tun hat, ob die Patienten sich dabei bewegen oder nicht. Die Beschreibung bezieht sich also auf das, was die Therapeuten tun.

Fallbeispiel 1: Kopfschmerzen

Frau C. klagt über beidseitige Kopfschmerzen oberhalb der Augen. Auf einer Schmerz-Skala von 1–10 entscheidet sie sich für die 5. Die Schmerzen treten regelmäßig einmal pro Woche auf und dauern 24 Stunden.

Die Therapeutin testet, ob ihr Kopfschmerz-SNAGs oder umgekehrte Kopfschmerz-SNAGs besser helfen.

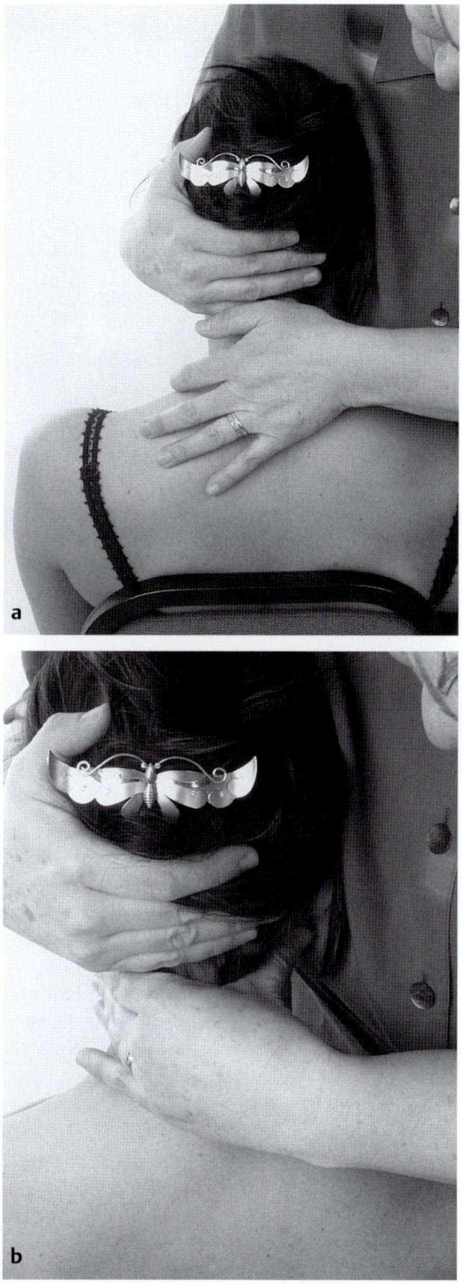

Abb. 3.22a–b Patientin mit Kopfschmerzen.
a Kopfschmerz-SNAG, b umgekehrte Kopfschmerz-SNAG.

Für die Kopfschmerz-SNAGs steht sie in Schrittstellung auf der rechten Seite der Patientin, während sie den Kopf von Frau C. unter ihrem Arm, gegen die Rippen stützt. Ihren rechten Kleinen Finger legt sie auf den Proc. spinosus (C2), die übrige Hand ruht auf dem Okziput.

Ihren linken Daumenballen positioniert sie auf ihrem rechten Kleinen Finger und übt so einen sehr behutsamen Druck nach anterior, parallel zur Behandlungsebene der Facettengelenke des Segmentes C1/2 aus. Dabei wird der Druck nur mit dem linken Daumenballen erzeugt, die rechte Hand bleibt ganz entspannt. Entscheidend ist die Dosierung: Der eingesetzte Druck ist sehr niedrig und wird nur 10–15 Sekunden aufrechterhalten (Abb. 3.22a).

Bei der anschließenden Untersuchung gibt Frau C. an, dass sich die Schmerzen „gebessert" haben (Wert auf der Schmerz-Skala: 4). Trotz der Besserung prüft die Therapeutin zusätzlich die SNAGs in der umgekehrten Richtung (umgekehrten Kopfschmerz-SNAGs.)

Dazu bleibt die Ausgangsposition unverändert. Diesmal fasst sie jedoch C2 behutsam aber fest mit der linken Hand in einem lumbrikalen Griff. Die rechte Hand umgreift das Okziput vollständig von dorsal. Die Therapeutin zieht das Okziput sanft nach vorne, auf einem „fixierten" Wirbelkörper von C2. Relativ gesehen kommt es zu einer Bewegung von C2 nach dorsal (deswegen umgekehrter Kopfschmerz-SNAG) (Abb. 3.22b).

Frau C. empfindet diese Richtung „als viel besser und völlig angenehm". Es waren keine weiteren Variationen notwendig (z. B. Traktion, Variation der Gleitrichtung zur rechten oder linken Nasenöffnung erforderlich). Die Patientin ist nach 4 Anwendungen mit jeweils 10- bis 15-sekündigem Halten der Bewegung vollständig schmerzfrei. Dieses Fallbeispiel verdeutlicht, dass nach dem Mulligan-Konzept arbeitende Therapeuten die Behandlung so lange fortsetzen, bis sie die *optimale* Richtung gefunden haben: „Besser ist nicht gut genug."

Die Therapie nach dem Mulligan-Konzept erfordert die Suche nach der optimalen Gleitrichtung.

Fallbeispiel 2: Kopfschmerzen

Frau I., die zweite Patientin, klagt über rechtsseitige okzipitale Kopfschmerzen. Sie gibt für die Schmerzen auf der Schmerz-Skala (1–10) den Wert 7 an. Die Kopfschmerzen träten seit der Geburt ihres ersten,

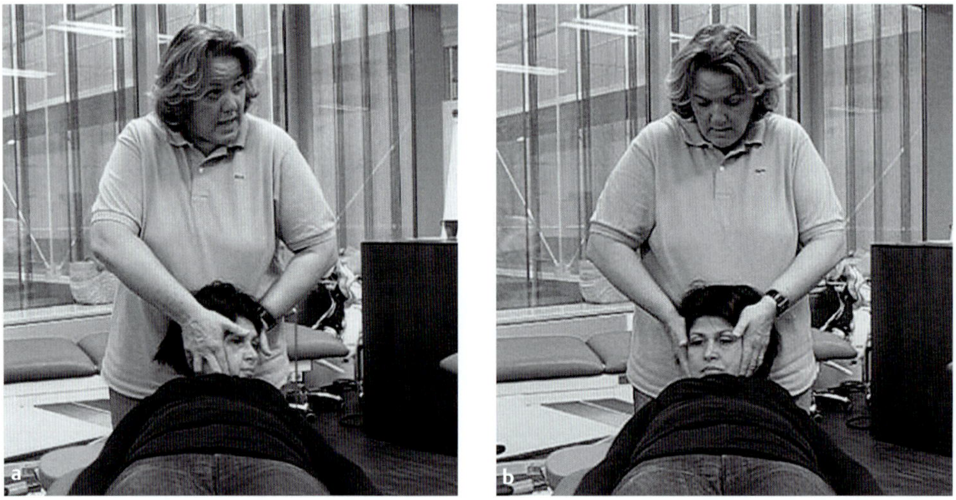

Abb. 3.23 a–b Eingeschränktes Bewegungsausmaß der Rotation bei endgradiger zervikaler Flexion C1/2 vor der Behandlung, a Linksrotation; b Rechtsrotation.

jetzt 5 Monate alten Kindes beinahe täglich auf. Ob dies auf Schlafmangel (das Kind schläft sehr schlecht), das mit dem Stillen verbundene zusätzliche Gewicht, die Hormonumstellungen, die Demineralisation usw. zurückzuführen ist, bleibt zunächst unklar. Es sind jedoch infrage kommende Hypothesen.
Die Therapeutin führt die Kopfschmerz-SNAGs wie oben beschrieben aus. Als unmittelbare Antwort verstärken sich die Kopfschmerzen, sodass die Therapeutin die Technik umgehend beendet und stattdessen umgekehrte Kopfschmerz-SNAGs anwendet. Bereits nach ca. 10 Sekunden gibt Frau I. an, dass die Technik sehr angenehm ist. Bei der erneuten Untersuchung hat sie zwar keine Kopfschmerzen mehr, allerdings ist ihr jetzt übel. Die Therapeutin orientiert sich an folgenden Grundsätzen:

- Die Behandlung muss vollkommen schmerzfrei erfolgen, was auch alle anderen negativen Symptome wie Übelkeit, Schwindel usw. umfasst.
- Besser ist nicht gut genug.
- Geben Sie nicht zu schnell auf.

Aufgrund ihrer langjährigen, empirischen Erfahrung weiß die Therapeutin, dass eine C1-Behandlung Übelkeit oder Schwindel verursachen kann (aktuelle Studie wird 2009 veröffentlicht.) Die weitere Untersuchung der oberen HWS zeigt eine deutliche Einschränkung der Rechtsrotation in maximaler Flexion im C1/C2-Gelenk (Rechtsrotation 5°, Linksrotation 50°), (Abb. 3.23a–b).
Zur Korrektur eines mutmaßlichen Stellungsfehlers von C1 entscheidet sich die Therapeutin für den Einsatz eines posteroanterioren Drucks auf den Proc. transversus von C1 auf der rechten Seite. Diesen Druck übt sie mit dem Mittelfinger aus, während sie an der Stirn einen Überdruck aufbaut (Abb. 3.24). (Die Therapeutin setzt bei dieser Patientin nicht die übliche Grifftechnik des Mulligan-Konzepts ein, da dieser „Standardgriff“ zu schmerzhaft wäre.)
Diese Mobilisation würde theoretisch C1 in die Linksrotation bewegen und den Stellungsfehler korrigieren. Die Hyphothese lautet, dass die Patientin den Kopf nicht beschwerdefrei nach rechts wenden konnte, da sich C1 bereits in einem Stellungsfehler der vollständigen Rechtsrotation befand.
Diese Korrekturposition hält die Therapeutin. Sie bittet nun Frau I., sich aktiv nach rechts zu wenden, während sie die Korrektur der C1-Position hält. (Dadurch wird wahrscheinlich zunächst die Korrektur ermöglicht und dann die Konvergenzbewegung von C1 auf C2 abgebremst.) Frau I. kann am aktiven Bewegungsende einen Überdruck in die weitere Rechtsrotation ausführen. Diese Bewegung wiederholt sie zweimal, sodass es insgesamt zu drei Bewegungen im Segment kommt.

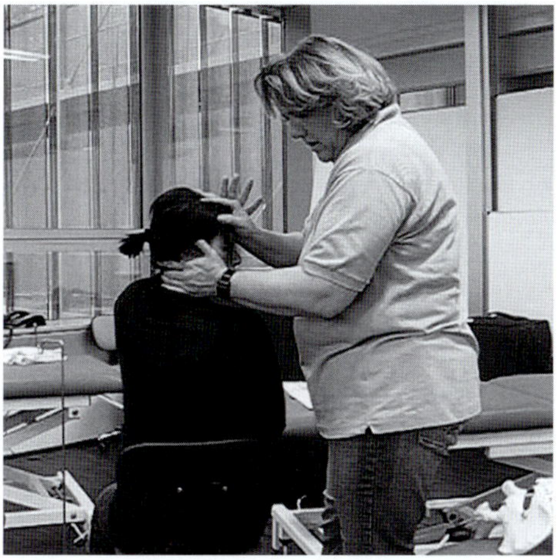

Abb. 3.24 Korrektur von C1 rechts.

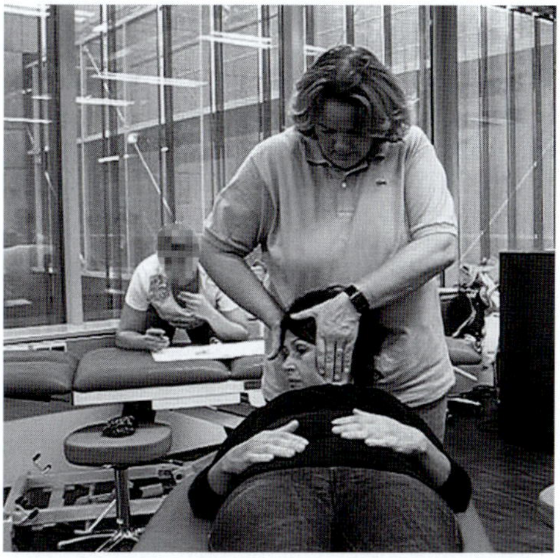

Abb. 3.25 Bewegungsausmaß der Rechtsrotation C1/2 bei endgradiger zervikaler Flexion nach der Behandlung.

Bei der neuerlichen Untersuchung ist Frau I. frei von Kopfschmerzen und Übelkeit, sie kann außerdem klarer sehen. (Vor Beginn der Behandlung war ihr nicht bewusst, dass ihr Sehvermögen beeinträchtigt war.) Ihre aktive und passive Rechtsrotation umfasst den vollen Bewegungsbereich (Abb. 3.25). Auf Nachfragen der Therapeutin berichtet Frau I., dass sie früher Turnerin gewesen ist. Als sie 13 Jahre alt war, landete Sie bei einem Rückwärtssalto auf dem Kopf. Die Kombination aus Hypermobilität (Turnerin), Unfall und Aussetzen des Sports seit der Schwangerschaft (mit verminderter Muskelstabilität und erhöhter Gelenkbeweglichkeit aufgrund der vermehrten ligamentären Lockerung) könnte die Symptomatik erklären und unterstützt die Hypothese des Stellungsfehlers. Der Stellungsfehler von Frau I. war offenbar asymptomatisch geblieben, bis es durch die Geburt zu den genannten Veränderungen (Lebensführung, Ligamentstruktur) kam.
Dieses Fallbeispiel verdeutlicht:

- wie hartnäckig Therapeuten dem Problem des Patienten auf den Fersen bleiben müssen und dass man nicht zu früh aufgeben darf. Es zeigt ebenso, dass Therapeuten nach einer Verstärkung der Symptome aufgrund der mechanischen Einflussnahme den Zustand ihres Patienten auch wieder verbessern können.
- die Notwendigkeit eines zu Beginn behutsamen Vorgehens mit wenigen Wiederholungen, bis eine Reaktion klar beurteilt werden kann. Für die erste Behandlung der oberen HWS empfehle ich, lediglich drei Wiederholungen durchzuführen. Diese „3er-Regel" bezieht sich normalerweise auf die LWS, sie ist jedoch in allen Fällen sinnvoll, in denen unerwünschte Beschwerden und Symptome erzeugt werden können. (Prinzip der Dosierung anhand der empirischen Regel versus individueller Irritierbarkeit.)

3.3.6 Weitere Methoden und Techniken

Im bisherigen Kapitel sind die für das Mulligan-Konzept typischen Methoden und Techniken MWM und SNAG beschrieben worden. Um das Bild zu vervollständigen, seien hier einige Ausnahmen der oben aufgeführten allgemeinen Regeln dargelegt.

Kopfschmerz-SNAGs und umgekehrte Kopfschmerz-SNAGs

Eine dieser Ausnahmen wurde bereits besprochen: Kopfschmerz-SNAGs und umgekehrte Kopfschmerz-SNAGs verlangen keine aktive Teilnahme der Patienten. Da sie jedoch von den Therapeuten „gehalten" werden, handelt es sich ebenfalls um SNAGs.

NAGs

NAGs (Natural Apophyseal Gliding) dienen der allgemeinen Gelenkmobilisation bei Patienten mit einem Problem auf mehreren Niveaus in der HWS und oberen BWS. Im Unterschied zur Methode MWM führen die Patienten jedoch keine aktive Komponente aus und die Therapeuten halten die Bewegung nicht. Mulligan (2006) behandelt die NAGs und umgekehrten NAGs ausführlich in seinem Buch „Manual Therapy NAGs SNAGs MWMs etc.“.

Squeeze-Technik

Auch die Squeeze-Technik ist in Mulligans Buch gut beschrieben (Mulligan 2006). Sie dient der Meniskus-Behandlung und wird bei einem blockierten Kniegelenk eingesetzt. Das Besondere ist, dass die Gelenkbeweglichkeit nicht nur eingeschränkt, sondern vielmehr blockiert ist. Während die Patienten aktiv in die zuvor blockierte Richtung bewegen, üben die Therapeuten mit mäßiger bis großer Kraft Druck auf die schmerzhafte oder geschwollene Stelle im Gelenkspalt des blockierten Kniegelenks aus. Die Bewegung der Patienten muss schmerzfrei sein und sofort den gesamten Bewegungsbereich umfassen.

PRP – Pain-release-Phenomenon

Diese Methode eignet sich nur für Patienten mit chronischen Schmerzen und nicht für akute Beschwerden. Therapeuten setzen sie jedoch eher selten ein, denn Mulligan bricht hier mit seinem Prinzip der Schmerzlosigkeit („no pain“). Den Patienten werden für 20 Sekunden Beschwerden zugemutet. In dieser Zeit wird die Therapeutin entweder

- das Gelenk schmerzhaft komprimieren, z. B. das Hüftgelenk in 90° Flexion und leichter Adduktion,
- ein schmerzhaftes oszillatorisches Gleiten mit oder ohne Kompression durchführen, z. B. im Metatarsophalangialgelenk der 1. Zehe,
- einer schmerzhaften Muskelkontraktion einen Widerstand entgegensetzen, z. B. der Extension im Handgelenk bei Patienten mit lateralem Ellbogenschmerz oder
- eine schmerzhafte Dehnung an einem Muskel-/Gelenkkomplex durchführen, z. B. einer Dehnung der Unterarm-/Handextensoren beim De-Quervain-Syndrom.

In all diesen Fällen wird die gefundene schmerzhafte Bewegung maximal 20 Sekunden wiederholt bzw. gehalten. Diese Schmerzen müssen (!) innerhalb der 20 Sekunden vollständig verschwunden sein. Die Dosierung wird so gewählt, dass die Schmerzen nicht länger als 20 Sekunden anhalten, aber auch nicht zu lange vor Ablauf der 20 Sekunden enden. Die Behandlung wird – mit zunehmender Intensität, falls erforderlich – wiederholt, bis keine Schmerzen mehr reproduziert werden können. Falls nötig, erlernt der Patient ein entsprechendes Heimprogramm.

Zusammenfassung

Das Kapitel beleuchtet die vielen Facetten und verschiedenen Aspekte dieses sehr klinischen Konzepts. Die Fallbeispiele verdeutlichen die Ideen des Mulligan-Konzepts und zeigen die klinische Relevanz des Konzepts für die tägliche Arbeit auf. Aspekte der klinischen Entscheidungsfindung beim Einsatz der Techniken und mögliche Behandlungsverläufe bieten den Lesern Orientierungsmöglichkeiten für ihre eigenen Behandlungsanalysen.

Vorteile des Mulligan-Konzepts sind: die rasche Reaktion des Patienten, die kontinuierliche Prüfung seiner Reaktion und die Möglichkeit, die Behandlung exakt an seine Reaktionen anpassen zu können.

Das Konzept entspricht den aktuellen Anforderungen des Gesundheitswesens, in dem die Budgets immer kleiner werden und die Überweisungen an physiotherapeutische Praxen abnehmen. Da die Patienten ein relevantes Heimprogramm erlernen und da das Konzept unmittelbare Verbesserungen anstrebt, ist die Arbeit nach Mulligan sehr effektiv. Ich hoffe, dass die Leser dieses Kapitel mit einem größeren Verständnis für das Konzept abschließen und Lust auf mehr bekommen.

Literatur

Bisset L, Beller E, Jull G, Brooks P, Darnell R, Vicenzino B. Mobilisation with movement and exercise, corticosteroid injection, or wait and see for tennis elbow: randomised trial. British Medical Journal. 2006;333(4): 939–945.

Collins NB, Teys P, Vicenzino B. The initial effects of a Mulligan's mobilisation with movement technique on dorsiflexion and pain in subacute ankle sprains. Manual Therapy. 2004;9(2): 77–82.

Hall TM. Efficacy of a C1-C2 self sustained natural apophyseal glide (SNAG) in the management of cervicogenic headache. The Journal of Orthopaedic and Sports Phsyical Therapy. 2007;37(3), 100–107.

Hall T, Robinson K. The flexion-rotation test and active cervical mobility: A comparative measurement study in cervicogenic headache. Manual Therapy. 2004; (4).

Kochar M. Effectiveness of a specific physiotherapy regimen on patients with tennis elbow. Physiotherapy. 2002;88(6): 333–341.

Moiler K, Hall TM, Robinson K. The role of fibular tape in the prevention of ankle injury in basketball: A pilot study. Journal of Orthopaedic & Sports Physical Therapy. 2006;36(9): 661–668.

Mulligan BR. Manual Therapy NAGS SNAGS MWMS etc. 5. Aufl. New Zealand: Plane View services Ltd.; 2006.

Mulligan BR. Persönliches Gespräch mit der Verfasserin. Januar 2009.

Paungmali A. Hypoalgesic and Sympathoexcitatory effects of Mobilization with Movement for lateral epicondylalgia. Physical Therapy. 2003; 83(4): 374–383.

Paungmali A. Naloxone fails to antagonize initial hypoalgesic effect of a manual therapy treatment for lateral epicondylalgia. Journal of Manipulative and Physiological therapeutics. 2004;27: 180–185.

Vicenzino B. Specific manipulative therapy treatment for chronic lateral epicondylalgia produces uniquely characteristic hypoalgesia. Manual Therapy. 2001;6(4): 205–212.

Vicenzino B, Branjerdporn M, Teys P, Jordan K. Initial changes in posterior talar glide and dorsiflexion of the ankle after mobilization with movement in individuals with recurrent ankle sprain. Journal of Orthopaedic and Sports Physical Therapy. 2006;36(7): 464–471.

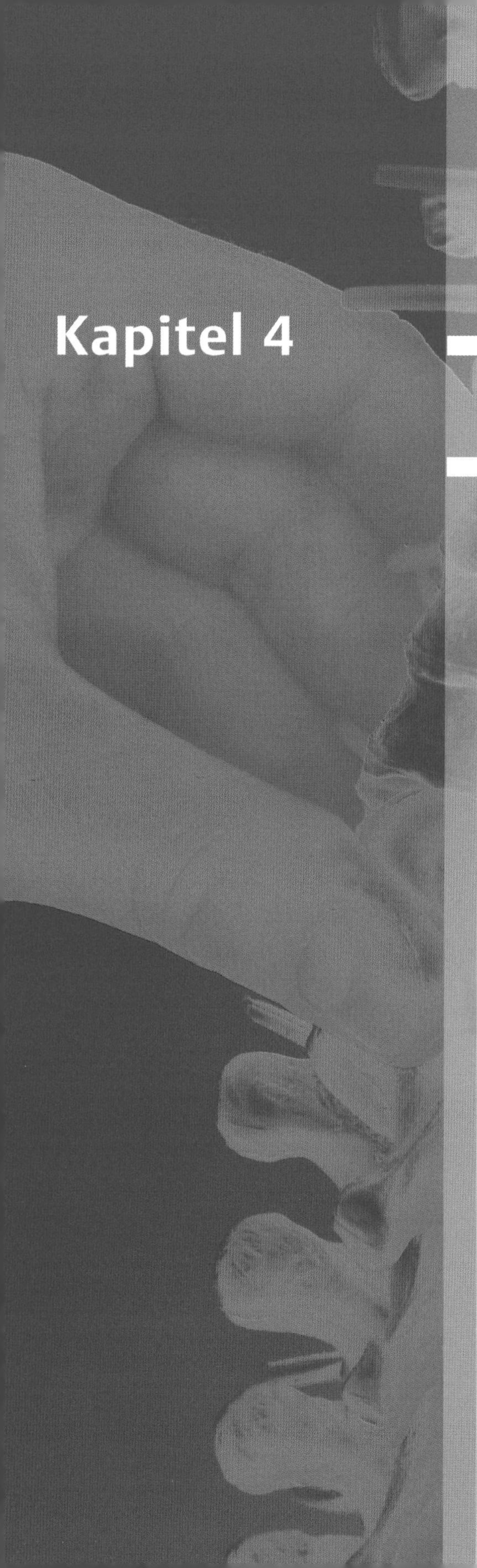

Kapitel 4

4 Bedeutung des Konzepts in Prävention, Gesundheitsförderung und Rehabilitation

Johannes Bessler

Einführung

Was gibt es Neues in der Manuellen Therapie? Die Rolle des Patienten scheint sich zu verändern. Aus „passiven Therapieempfängern" werden aktiv an der Therapie Beteiligte. Forscher fanden neue Wirkmechanismen: Können manualtherapeutische Techniken „fernwirken" bzw. können manuelle Techniken auch effektiv sein, wenn sie nicht direkt im betroffenen Segment/Gelenk eingesetzt werden? Aktuell ist auch die Frage, inwiefern manualtherapeutische Techniken die kortikale Repräsentation beeinflussen können und welche therapeutischen Konsequenzen sich daraus ergeben. In der Manuellen Therapie zeichnet sich ein Paradigmenwechsel ab. Kapitel 4 beschreibt die potenziellen positiven Effekte der Methoden und Techniken des Mulligan-Konzepts u. a. auf neurophysiologischer Ebene, geht den möglichen Hypothesen zur Erklärung der klinischen Wirkung von MWMs und SNAGs nach und zeigt deren Bedeutung für die Prävention und Gesundheitsförderung auf.

4.1 Potenzial und Perspektiven des Mulligan-Konzepts in der Gesundheitsförderung und Rehabilitation

Im Mittelpunkt dieses Kapitels stehen der manualtherapeutische Paradigmenwechsel und die Potenziale der Methoden und Techniken des Mulligan-Konzepts für die Prävention und Gesundheitsförderung. Was ist der Unterschied zwischen Prävention und Gesundheitsförderung?

Unter *Prävention* versteht man: Die regelmäßige Anwendung gesundheitsorientierter Maßnahmen. Sie umfasst dabei Maßnahmen der primären, sekundären, tertiären Prävention sowie der Verhaltens- und Verhältnisprävention.

- *Primärprävention*: Präventionsmaßnahmen für Gesunde zur Förderung der Gesundheit und Verhütung von Krankheiten durch Beseitigen eines oder mehrerer ursächlicher Faktoren (gesetzlich geregelt im Sozialgesetzbuch (SGB) V § 20 Abs. 1).
- *Sekundärprävention*: Frühzeitiges Erkennen von beginnenden Krankheiten, um sie so schnell wie möglich zu behandeln und zu heilen.
- *Tertiärprävention*: Vermeiden der Verschlimmerung von bestehenden und anhaltenden Beschwerdebildern und der Entstehung von Rezidiven oder Folgeschäden. Bestandteil der Rehabilitation mit dem Ziel, eine Reintegration zu erreichen.
- *Verhaltensprävention*: Reduzieren von gesundheitsgefährdenden Verhaltensweisen (Risikominimierung) und Internalisierung gesundheitsfördernder Verhaltensweisen.
- *Verhältnisprävention*: Reduzieren von gesundheitsgefährdenden äußeren Umständen bzw. gesundheitsschädigenden Umweltbedingungen in verschiedenen Lebensbereichen, z. B. in der Arbeitswelt. Eng verbunden mit der Verhaltensprävention. Stimmen die äußeren Umstände nicht, ist es schwierig, das Verhalten präventiv auszurichten. Erfolgreiche Prävention fokussiert und kombiniert Verhältnis- und Verhaltensprävention.

Die Prävention bietet Physiotherapeuten ein umfangreiches Arbeitsfeld: in Betrieben, in Angeboten von Krankenkassen, Physiotherapiepraxen, Schulen und Kindergarten. Prävention und Gesundheitsförderung sind eng miteinander verbunden. Der Präventionsgedanke stammt jedoch aus der traditionellen biomedizinischen Denkrichtung. Die

Gesundheitsförderung basiert auf einem ganzheitlichen, biopsychosozialen, systemischen Ansatz. Sie beinhaltet körperliches, seelisches und soziales Wohlbefinden (Hüter-Becker u. Dölken 2008).

Laut der Charta der 1. Internationalen Konferenz zur Gesundheitsförderung in Ottawa (1986) ist *Gesundheitsförderung* ein Prozess, um allen Menschen ein höheres Maß an Selbstbestimmung über ihre Gesundheit zu ermöglichen und sie damit zur Stärkung ihrer Gesundheit zu befähigen. Erklärtes Ziel der Ottawa-Konferenz war, bis zum Jahr 2000 Gesundheit für alle zu ermöglichen (Höppner 2008).

Da das Mulligan-Konzept traditionell deutlich im biomedizinischen Bereich verwurzelt ist, wird in diesem Kapitel schwerpunktmäßig der Präventionsbegriff verwendet. Querverbindungen zur tertiären Prävention werden aufgezeigt und erste Ansätze zur Gesundheitsförderung. Dabei wird Tertiärprävention als Bestandteil der Rehabilitation verstanden.

4.1.1 Paradigmenwechsel in der Manuellen Therapie

In der Fachliteratur finden sich Hinweise, dass einige der bisher gültigen Paradigmen (also Muster oder grundlegende Denkmodelle) in der Manuellen Therapie aufgrund neuer wissenschaftlicher Erkenntnisse nicht mehr zeitgemäß sind und deshalb neue Erklärungs- und Denkansätze gefunden werden müssen (Robson u. Gifford 2006, Schmid et al. 2008). Dies ist z. B. im Bereich der Hands-on-Techniken (Waddell 2004) und der Wirkungsweise von Schmerzmechanismen der Fall (Widmer 2008).

Zunehmende Aktivität des Patienten

Der Großteil der vorhandenen Evidenz für passive Hands-on-Techniken erweist sich als wissenschaftlich sehr dünn (Robson u. Gifford 2006) und die ausschließlich passive Behandlung (z. B. Patient in Bauchlage als passiver Therapieempfänger) bestimmter Patienten mit chronischen Rückenschmerzen gilt sogar als kontraindiziert (Waddell 2004). Therapiemodelle, weg vom reinen Hands-on-Ansatz und hin zur Aufklärung und Aktivität des Patienten, erweisen sich als effektiv (Moseley 2002). Die Eigenverantwortung des Patienten wird so gefordert und gestärkt. Da *Mobilisations with Movement (MWMs)* an Extremitätengelenken und *Sustained Natural Apophyseal Glides (SNAGs)* an den Facettengelenken der Wirbelsäule die Aktivität des Patienten erfordern, werden sie dem Anspruch weg vom rein passiven Behandeln gerecht.

Methoden wirken auch nicht-segmental

In Bezug auf mögliche wirkende Schmerzmechanismen gibt es in der aktuellen Literatur Hinweise darauf, dass eine passive Mobilisation einen nicht-segmentalbezogenen Einfluss auf die Hypoalgesie im zentralen Nervensystem (ZNS) hat (Schmid et al. 2008). Es scheint also zur Senkung der Schmerzen nicht so wichtig zu sein, ob man genau das steife oder schmerzhafte Wirbelsäulensegment oder periphere Gelenk behandelt, sondern man kann einen hypoalgetischen Effekt auch durch die Behandlung der Nachbarsegmente oder -gelenke erhalten. An der Halswirbelsäule konnte diese Wirkung in Facettengelenken nachgewiesen werden, die bis zu drei Segmenten neben dem betroffenen Segment lagen (Schomacher 2009).

Passive akzessorische (translatorische) Zusatzbewegungen (passive accsessory intervertebral movements – PAIVMs) sind ein Bestandteil von MWMs und SNAGs in Form von

- parallelem Gleiten, Rotation oder Traktion an Extremitätengelenken,
- Gleiten parallel zur Gelenkebene der Facettengelenke oder
- Separation der Facettengelenke der Wirbelsäule.

Diese akzessorischen Zusatzbewegungen müssen vom Therapeuten schmerzfrei appliziert werden können, in der Regel am betroffenen Segment. Falls an dem von segmentaler Dysfunktion betroffenen Wirbelsäulensegment diese Zusatzbewegung trotz erfolgter Anpassung der Dosis und Schubrichtung nicht schmerzfrei angewandt werden kann, kann nach Brian Mulligan die passive Mobilisation auch in einem Nachbarsegment erfolgen. Falls die Technik dort schmerzfrei ausgeführt werden kann, und die aktive Bewegung des Patienten dadurch ebenfalls schmerzfrei verbessert werden kann, wird die Behandlung an diesem Nachbarsegment durchgeführt, auch wenn dieses nicht die primäre Stelle der Dysfunktion zu sein scheint. Die oben besprochene nicht-segmentale Zuordnung der Hypoalgesie könnte erklären,

MWMs und SNAGs in benachbarten Gelenken und Segmenten können auch Schmerzen im betroffenen Gelenk und Segment reduzieren.

warum SNAGs und die dadurch resultierende Schmerzsenkung und Funktionsverbesserung auch funktionieren, wenn Therapeuten sie in Nachbarsegmenten anwenden.

4.1.2 MWMs – Potenzial des Mulligan-Konzepts

Brian Mulligan's Konzept der MWMs und SNAGs hat die traditionelle passive (physiologische und translatorische) manuelle Mobilisation durch die Integration aktiver Bewegungen des Patienten weiterentwickelt. Brian Mulligan ist der Erste, der diese Idee in den klaren medizinisch-professionellen Rahmen eines Konzepts integriert hat und sich schon früh um eine wissenschaftliche Untermauerung dieser Techniken bemüht hat.

Positionsfehler und „physiologisches Gelenk" beeinflussen

Mulligan gibt als Erklärung für die Wirksamkeit von MWMs und SNAGs das Vorhandensein eines beispielsweise durch ein Trauma verursachten Positionsfehlers (positional fault) im Gelenk an. Diese Fehlstellung der beiden Gelenkpartner hat nichts mit der chirotherapeutischen Hypothese eines luxierten oder subluxierten („ausgerenkten") Wirbels oder Gelenkes zu tun, sondern spielt sich eher im Mikrobereich ab, was einen röntgenologischen Beweis oft schwierig macht. Neben der gestörten Beweglichkeit im Gelenk können durch diesen Positionsfehler auch bewegungsabhängige Schmerzen verursacht werden, und das gelenkumgebende Gewebe wie Muskeln, Faszien, Kapselstrukturen und Nerven (in der Summe aller Strukturen auch als „physiologisches Gelenk" bezeichnet) kann negativ beeinflusst werden, was wiederum zu einer Störung der Gelenkmechanik führen kann. MWMs und SNAGs sollen diesen Positionsfehler beheben und damit auch das beteiligte umliegende Gewebe positiv beeinflussen mit dem Ziel einer schmerzfreien Funktionsverbesserung. Neben diesem eher biomechanischen Erklärungsmodell scheinen aber auch positive Effekte auf anderen Ebenen während der Anwendung von MWMs und SNAGs abzulaufen, die die Wirksamkeit dieser Techniken ebenfalls erklären könnten.

Motorisches und sympathisches Nervensystem beeinflussen

Vicenzino et al. (2007) geben in ihrer Arbeit einen Überblick zur vorhandenen Evidenz der möglichen Wirkungsweisen im Mulligan-Konzept. Die in der Literatur vorherrschende Erklärung für die klinisch zu beobachtende schnelle Schmerzsenkung durch MWMs scheint die mechanische Behebung des Positionsfehlers im betroffenen Gelenk zu sein. Studien, die sich mit der Erklärung der hypoalgetischen Wirkung der Mulligan-Techniken beschäftigen, liefern die Evidenz dafür, dass der schmerzsenkende Effekt der Techniken eher nicht-opoid ist und auf komplexen Ebenen wirkt, wie dem motorischen und sympathischen Nervensystem. In Bezug auf den Evidenzlevel stufen Vicenzino et al. (2007) den Großteil der bis zum Jahr 2006 erschienenen Literatur zum Mulligan-Konzept als niedrig ein. Das liegt vor allem an der relativ geringen Zahl qualitativ hochwertiger Studien, wie randomisierte kontrollierte Studien (RCTs). Mittlerweile nimmt die Zahl der RCTs im Mulligan-Konzept jedoch stetig zu, was zu der von Vicenzino et al. geforderten Verbesserung der Evidenz im Mulligan-Konzept beiträgt (Hall et al. 2007, Reid et al. 2008).

Angstvermeidungsverhalten und Chronifizierungen reduzieren

Es ist bekannt, dass die Entwicklung eines sogenannten Angstvermeidungsverhaltens (Fear-Avoidance Behaviour) bei Patienten mit Rückenschmerzen häufig ein psychosozialer Risikofaktor („yellow flag") und der wesentliche kognitive Faktor für eine Chronifizierung akuter Schmerzen ist. Dieses Verhalten beinhaltet das Vermeiden von Bewegungen bis hin zu sozialem Rückzug und der Angst vor der Ausführung alltäglicher und beruflicher Aktivitäten (Hill 1998, Keller-Eberle 2008). Die Erkenntnisse über die Rolle des Angstvermeidungsverhaltens bei Patienten mit Rückenschmerzen können aber auch auf Patienten mit anderen Beschwerdebildern übertragen werden. Um einer Chronifizierung vorzubeugen, ist es für Therapeuten entscheidend, Patienten mit diesem Risikofaktor schon im akuten Stadium zu erkennen und adäquat zu behandeln. Bei nicht geeigneter Therapie kann ein sogenanntes maladaptives Verhalten entstehen bzw. erhalten bleiben, das heißt, Schmerz und Vermeidungsverhalten bleiben bestehen. Ziel der Therapie von

Patienten, die den Risikofaktor Angstvermeidungsverhalten zeigen, muss es sein, ein adaptives Verhalten zu entwickeln sowie die Angst und das Vermeidungsverhaltens zu verringern.
Das Anwenden von MWMs und SNAGs im Akutstadium hat, falls indiziert, das klinische Potenzial der schnellen Schmerzsenkung, wodurch eine rasche stufenweise Belastungssteigerung des Patienten ermöglicht wird. Durch diese ermöglichte stufenweise Belastungssteigerung wird eine Chronifizierung erschwert und der Rehaverlauf beschleunigt.

Kortikale Reorganisation fördern

Das zentrale Nervensystem und vor allem der primär sensorische und motorische Kortex sind bis ins hohe Alter sehr anpassungsfähig in Bezug auf Reize. Man spricht in diesem Zusammenhang auch von einer Neuroplastizität dieser Strukturen und Gehirnareale. Die Folgen von Verletzungen, Schmerzen und Nichtbenutzung eines Körperteils (beispielsweise infolge eines Angstvermeidungsverhaltens) können dazu führen, dass die Organisation des Kortex stark verändert wird. Das heißt, bestimmte Gehirnareale oder dort repräsentierte Körperteile können weniger repräsentiert („geschrumpft") sein, vergrößert repräsentiert sein oder die Grenzen verschiedener Areale können verwischen. Bei chronischen Patienten kann die Organisation des primär sensorischen Kortex (auch „S1" oder „Homunkulus" genannt) verändert sein, was an sich schon Schmerzen verursachen kann. Diese Veränderungen sind mit modernen apparativen Untersuchungsmethoden, wie beispielsweise der funktionellen Magnetresonanztomografie (fMRT), nachzuweisen.
Man weiß aber auch, dass die Neuroplastizität des Gehirns und des ZNS durch Therapie positiv zu beeinflussen ist. Wird beispielsweise erreicht, die normale Organisation (Repräsentation) im primär sensorischen Kortex durch das Wiederausführen bestimmter Bewegungen wieder herzustellen, so verschwindet der Schmerz gewöhnlich (Moseley 2006). Wird durch die Anwendung von MWMs und SNAGs frühzeitig eine Schmerzfreiheit im Therapieverlauf erreicht, kann durch die Normalisierung von vorher nicht oder vermindert ausgeführten Bewegungen die kortikale Organisation wieder hergestellt werden. Schmerzfreiheit und Funktionsverbesserung der MWMs und SNAGs haben so eine positive neurophysiologische Auswirkung auf kortikaler Ebene. Durch die schmerzfreie Wiedererlangung der Funktion erfolgt also eine positive Reorganisation des Kortex, das sogenannte „cortical mapping" wird positiv beeinflusst. Rein passive Stimulation scheint für diese kortikale Reorganisation nicht ausreichend zu sein und ist somit nicht sinnvoll bei chronischen Patienten mit veränderter Organisation des Kortex (Jenkins et al. 1990). MWMs und SNAGs scheinen also durch die Integration der Aktivität des Patienten ein großes Potenzial für die positive kortikale Reorganisation bei chronischen Schmerzpatienten zu haben.
MWMs und SNAGs vereinen klassische passive manuelle Mobilisation und Aktivität des Patienten und nutzen dadurch das Potenzial beider Behandlungsformen. Moderne apparative Untersuchungsmethoden wie funktionelle MRTs liefern Informationen über Gehirnaktivitäten bei verschiedenen Aktivitäten des Menschen, Zusammenhängen und Bedingungen. In sogenannten „Brain mapping"-Studien wurde die unterschiedliche Aktivität durch das Darstellen des Blutflusses im Gehirn bei aktiven und passiven Bewegungen verglichen. Während die erste Studie auf diesem Gebiet noch relativ gleiche Aktivitäten bei aktiven und passiven Bewegungen zeigte (Weiller et al. 1996), liefern neuere Untersuchungen Hinweise auf deutliche Unterschiede zwischen aktiven und passiven Fingerbewegungen (Mima et al. 1999). Forschungsbedarf besteht dagegen für den Zusammenhang zwischen der Gehirnaktivität und MWMs bzw. SNAGs mittels fMRT-Studien. Sollte dabei eine vermehrte bzw. andere Aktivität im Gehirn (vor allem im primär sensorischen und motorischen Kortex) zu dokumentieren sein, als bei rein aktiven und passiven Bewegungen, so könnte das weitere Hinweise auf zentrale Wirkungen der Mulligan-Techniken zusätzlich zu der eher mechanischen Hypothese des Positionsfehlers im Gelenk liefern. Vielleicht könnte dadurch auch die oft schnellere und länger anhaltende Wirkung von MWMs und SNAGs erklärt werden, die sich bisher nur auf klinische Beweise stützt.
Die von Mulligan geforderte Schmerzfreiheit (siehe Kapitel 2.2.3) während der Durchführung der Techniken und als therapeutisches Ziel nach ihrer Anwendung bringt neben den positiven mechanische Effekten durch die Behebung des

MWMs und SNAGs: wirksame Prävention gegen Schmerzen, Angstvermeidungsverhalten und Chronifizierungen.

MWMs und SNAGs: wirksame Prävention von und Therapie gegen negative Veränderungen der kortikalen Repräsentation.

Positionsfehlers im Gelenk also scheinbar auch Vorteile auf neurophysiologischer Ebene. Eine früh erreichte Schmerzfreiheit durch die Therapie beschleunigt aber auch den Rehaverlauf und dadurch die Genesung des Patienten, was wiederum die Motivation und Compliance des Patienten im weiteren Rehaprogramm fördert (Vicenzino 2003). Es sei darauf hingewiesen, dass positive neurophysiologische Effekte natürlich nicht ausschließlich Mulligan-Techniken zuzuschreiben sind, sondern auf eine Vielzahl physiotherapeutischer Ansätze und Konzepte zutreffen können.

Vor der Therapie informieren, Erwartungen und endogene Mechanismen wecken

Vorabinformationen über das Potenzial der Techniken dienen der Gesundheitsförderung.

Es gibt Hinweise darauf, dass die Erwartung des Patienten an die jeweilige Therapieform den schmerzsenkenden Erfolg einer Behandlung beeinflusst. Wird der Patient vor der Therapie darüber aufgeklärt, dass die folgende Technik einen schmerzsenkenden Effekt hat, so tritt eine Hypoalgesie eher auf als bei einer neutralen oder gar negativen Aussage über die schmerzsenkende Wirkung der eingesetzten Technik (Bialosky et al. 2008).

Brian Mulligan erwartet in der täglichen Praxis mit MWMs und SNAGs mindestens „one miracle a day", also mindestens einen unerwarteten Therapieerfolg pro Tag, der durch klassische Manuelle Therapie oder andere Behandlungsformen nicht zu erreichen ist. Mulligan selbst ist natürlich als Entwickler dieser Techniken von deren Wirkung überzeugt. Er ist der Meinung, dass man den Patienten vor der Behandlung über das positive Potenzial dieser schmerzfreien Techniken aufklären sollte (bei bestimmten Patienten könnte das erreicht werden durch den Hinweis auf die vorhandene Evidenz in Form von Studien). Dadurch kann beim Patienten eine positive Erwartungshaltung geweckt werden, die, wie bereits beschrieben, eine vergrößerte hypoalgetische Wirkung hervorrufen kann. Neben der bewussten Nutzung des allgemeinen Plazeboeffekts könnten so die Erfolgsaussichten einer bestimmten Therapieform auf endogener Ebene beim Patienten verbessert werden. Diese endogenen Effekte beschränken sich natürlich nicht nur auf Techniken aus dem Mulligan-Konzept. Da MWMs und SNAGs aber nur dann indiziert sind, wenn sie schmerzfrei anzuwenden sind und eine sofortige Verbesserung der Symptomatik oder des funktionellen Problems erzielen, können Therapeuten die vorher mit den Patienten besprochene positive hypoalgesierende Wirkung der Mulligan-Techniken (verglichen mit anderen Maßnahmen) wahrscheinlich besser erreichen. Das setzt natürlich voraus, dass die Therapeuten die Indikation für MWMs und SNAGs bei jedem Patienten individuell richtig einschätzen. Bei primär entzündlichen Prozessen als Ursache der Beschwerden werden die Techniken nicht schmerzfrei anzuwenden sein, sodass Therapeuten an diesem Tag auf andere physiotherapeutische Interventionen zurückgreifen müssen.

Aktive und passive Mobilisationen kombinieren

Obwohl viele Erklärungsmodelle noch als hypothetisch anzusehen sind und die vorhandene Evidenz nur zu initialen Erklärungen der Wirkungsweisen von MWMs und SNAGs dient, zeigt sich doch klinisch gesehen das große Potenzial der Kombination aktiver und passiver Bewegung in der Therapie muskuloskeletaler Patienten. Das Mulligan-Konzept ist im Vergleich zu anderen Konzepten in der Manuellen Therapie ein junges Konzept, das sich aber seit Beginn stetig dafür einsetzt, die klinischen Beweise für die Wirksamkeit mittels qualitativ guter Studien zu untermauern. Interessanterweise zeigen sich MWMs und SNAGs in Studien mit asymptomatischen Probanden (Moutzouri et al. 2008) oder experimentell erzeugten Schmerzen (Slater et al. 2006) als nicht wirksam, was den Schluss zulässt, dass zentrale Schmerzmechanismen zur erfolgreichen Anwendung der Techniken vorhanden sein müssen. Brian Mulligan betonte beispielsweise schon immer, dass SNAGs in der Lendenwirbelsäule bei asymptomatischen Personen nicht effektiv sind.

Durch die Aktivität ist der Patient in die Therapie integriert im Gegensatz zur Rolle des passiven Therapieempfängers bei rein passiver Mobilisation. Das soll aber nicht heißen, dass rein passive Mobilisation nicht mehr anwendbar ist. Liegt jedoch ein Aktivitätsproblem beim Patienten vor, z. B. aufgrund einer schmerzhaft eingeschränkten Elevation im Schultergelenk, so sollte die Therapie, wenn es der Patient und die Indikationen zulassen, auch aktive Komponenten enthalten. MWMs und SNAGs eignen sich dazu sehr gut dazu, da sie den Patienten direkt im funktionellen Kontext seines Problems behandeln und diese Kombination nebenbei auch oft zeitlich effektiv ist. Kann der Patient während der Therapie sehen und spüren, dass er beispielsweise den Arm durch MWMs schmerzfrei heben kann und „lernt" er dadurch, den Arm wieder schmerzfrei zu bewegen, so ist das von enormer funktioneller Bedeutung für den Patienten (Robson u. Gifford 2006). Zusammenfassend bleibt festzustellen, dass MWMs und SNAGs durch ihre Wirkungsweisen auf verschiedenen Ebenen (Abb. 4.1) viele der Anforderungen an ein modernes Therapiekonzept erfüllen, die beim geforderten Paradigmenwechsel in der Manuellen Therapie (siehe Kapitel 4.1.1) beschrieben sind.

4.1.3 Mulligan im Rahmen der ICF

Die Weltgesundheitsorganisation WHO entwickelte seit 1980 verschiedene Klassifikationen. Ihr ursprüngliches Ziel war, ein einheitliches Ordnungssystem zur Codierung und Beurteilung von Krankheit und Gesundheit einzuführen. Angefangen mit der International Classification of Diseases (ICD) über die International Classification of Impairment, Disability and Handicap (ICIDH) gibt es seit 2001 die International Classification of Functioning, Disability and Health (ICF), in der zusätzlich zu den ersten Modellen auch die für eine umfassende Beschreibung der Gesundheit wichtigen biopsychosozialen Komponenten enthalten sind. Die ICF ist ein Konzept der funktionalen Gesundheit und spiegelt einen biopsychosozialen und somit umfassenden Ansatz der Gesundheit wider. Neben den Komponenten Körperstrukturen, Körperfunktionen und Aktivitäten beinhaltet die ICF auch den wichtigen Faktor der Teilhabe (Partizipation) des Menschen, also die soziale Einbindung des Individuums im Alltag. Auch die zur Gesundheitsbildung und -erhaltung wichtigen Faktoren Umwelt und personbezogene Faktoren des Individuums werden in der ICF berücksichtigt. Ein Mensch ist nach der ICF also funktional gesund, wenn in allen genannten Bereichen keine Beeinträchtigen vorliegen (WHO 2005). Im klinischen Alltag kann die ICF zur Untersuchung und Einschätzung des funktionellen Status des Patienten, zur Bestimmung von Therapiezielen, zur Therapieplanung und -überwachung sowie zur Ergebnismessung in der Therapie genutzt werden (WHO 2008). Die verschiedenen biopsychosozialen Komponenten der ICF fasst Abb. 4.2 zusammen. Für eine ausführliche Beschreibung der ICF und der anderen Klassifikationen sei auf die entsprechende Fachliteratur verwiesen.

Unter 4.1.2 wurde bereits beschrieben, dass die potenziellen Wirkmechanismen von MWMs und SNAGs auf verschiedenen Ebenen des Patienten ansetzen. Wie sich diese möglichen Wirkmechanismen der Mulligan-Techniken auf die Komponenten

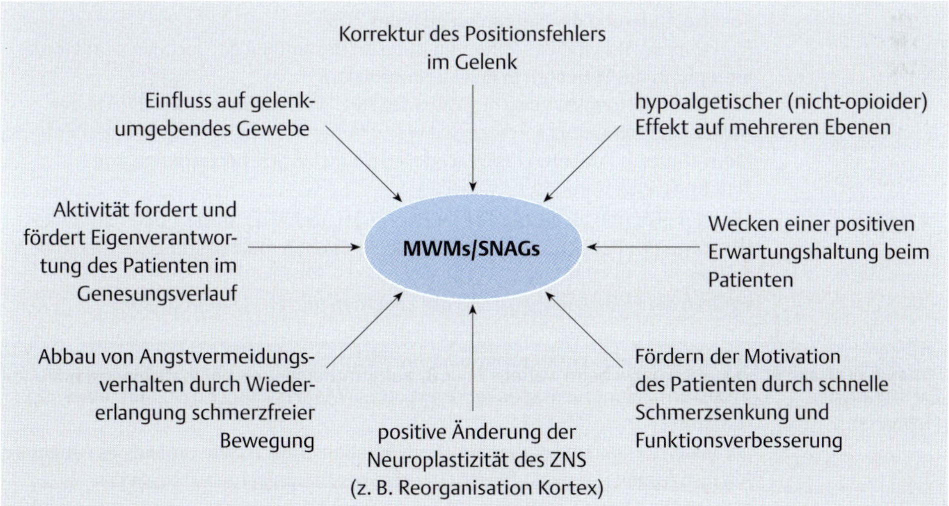

Abb. 4.1 Potenzielle Wirkmechanismen von MWMs und SNAGs.

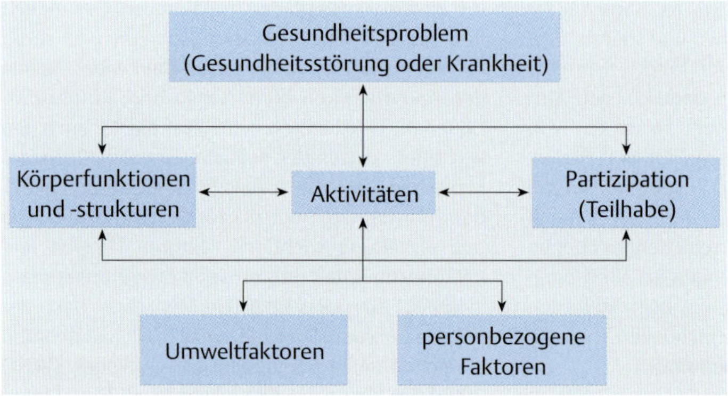

Abb. 4.2 Das biopsychosoziale Modell der Komponenten der ICF und ihre wechselseitigen Beziehungen (WHO 2005).

Körperfunktionen/-strukturen und Aktivitäten/Partizipation der ICF übertragen lassen, stellt Tab. 4.1 dar. Zusammenfassend lässt sich feststellen, dass der aktive, funktionelle und schmerzfreie Ansatz von MWMs und SNAGs die genannten Komponenten der ICF direkt oder indirekt beeinflusst, und somit weitestgehend die Vorgaben der ICF an ein biopsychosoziales Therapiemodell erfüllt. Dabei werden die Ebenen Körperfunktionen und -strukturen direkt gezielt beeinflusst. Auch die Aktivitäten sind direkt in die Therapie integriert, da die Techniken nach Möglichkeit in den mit Schmerzen verbun-

Tab. 4.1 Potenzielle Wirkmechanismen von MWMs und SNAGs im Kontext der ICF

ICF Komponenten	Potenzielle direkte Wirkungsweisen MWMs/SNAGs
Körperfunktionen und -strukturen	Korrektur des Positionsfehlers im Gelenk verbessert die anatomischen und physiologischen Verhältnisse der involvierten Strukturen Positiver Einfluss auch auf gelenkumgebende Gewebe (z. B. Veränderung der muskulären Zugrichtung) Positive Änderung der Neuroplastizität des ZNS Funktionelle Aktivität des Patienten ist fester Bestandteil der Techniken und fördert Integration des Patienten in den Heilungsverlauf Positive Erwartungshaltung des Patienten bez. der zu erwartenden Effekte der MWMs und SNAGs Motivation des Patienten durch schnelle Erfolge bei Schmerzsenkung und Funktionsverbesserung
Aktivitäten	Funktioneller und alltagsbezogener Ansatz der Techniken fördert den funktionellen Status des Patienten, z. B. das Üben in Positionen mit Belastung wie Sitzen oder Stehen Fördern der Eigenverantwortung des Patienten mittels Heimprogramm
	Potenzielle indirekte Wirkungsweisen MWMs/SNAGs
Partizipation (Teilhabe)	Angstvermeidungsverhalten reduziert durch Wiedererlangung schmerzfreier Funktion Verbesserte Funktionalität erhöht die Integration in das soziale Umfeld des Patienten Alltagsbezogene Aktivität fördert Transfer des Therapieergebnisses in das persönliche soziale Umfeld des Patienten durch Verbesserung von Aufgaben und Handlungen

denen Positionen ausgeführt werden, z. B. im Sitzen, Stehen. Auf der Ebene der Partizipation finden zwar keine direkten, therapeutischen Interventionen statt, da die Therapie nach dem Mulligan-Konzept jedoch z. B. das Angstvermeidungsverhalten reduziert, wird die Partizipation indirekt gefördert. Die Gefahr des sozialen Rückzugs verringert sich. (Die Komponenten der Kontextfaktoren (Umweltfaktoren und personbezogene Faktoren) werden in dieser Diskussion nicht berücksichtigt.)

4.2 Rolle des Mulligan-Konzepts in der Prävention

Wie schon in Kapitel 2 erwähnt, hat das Heimprogramm einen hohen Stellenwert im Mulligan-Konzept. Brian Mulligan betont, dass suffiziente Eigenübungen in Form von Self-MWMs, Self-SNAGs oder Self-PRPs das Ziel haben, die in der Therapie erreichten Verbesserungen in Funktion und/oder Schmerz zwischen den Behandlungssitzungen und darüber hinaus zu erhalten. Voraussetzung ist, dass der Patient die Grundprinzipien von Schmerzfreiheit während (Ausnahme PRPs, bei denen ein dosierter Schmerzreiz zur Therapie genutzt wird) und nach der Eigenübung sowie die sofortige Verbesserung der Funktion beachtet (Mulligan 2006b). Nicht nur in Zeiten immer weiter zunehmender Einsparungen im Gesundheitswesen und dadurch bedingt sinkender Verordnungen für Physiotherapie, sondern auch in aktuellen Therapieempfehlungen, nehmen Eigenübungen im Patientenmanagement einen entscheidenden Platz ein. Wie schon unter 4.1.1 beschrieben, ist eine rein auf passive Maßnahmen abgestimmte Therapie vor allem bei chronischen Patienten und den dabei auftretenden zentralen Phänomenen nicht ausreichend. Neben der Einbeziehung biopsychosozialer Aspekte in den Prozess des Clinical Reasoning, neurobiologischen Erklärungen zum Mechanismus des Problems sowie der Vermittlung von Coping-Startegien haben suffiziente Eigenübungen das Potenzial, einen Rollenwechsel zu bewirken. Aus dem Therapieempfänger wird ein Handelnder (Akteur), der seine Problematik selbst beeinflussen kann und Verantwortung für seine Gesundheit übernimmt. Der Patient ist in das Management seines Problems integriert, seine Selbstwirksamkeit nimmt zu, einem möglichen Angstvermeidungsverhalten (siehe 4.1.2) wird entgegengewirkt (Robson u. Gifford 2006).

Self-MWMs und Self-SNAGs bewirken, dass der Patient eine aktive Rolle in seinem Genesungsprozess übernimmt.

Indikationen, die ein Heimprogramm nötig machen, sind

- die bereits beschriebene Erhaltung der durch die Therapie erreichten Verbesserung
- das Vermeiden von Rezidiven (Sekundärprävention),
- das Vorhandensein multipler Zeichen und Symptome (Tertiärprävention),
- oder aber Patienten, bei denen Zeichen vorhanden sind, die noch nicht zu Symptomen geführt haben (Sekundärprävention).

Sluijs et al. (1993) haben in einer Studie die entscheidenden Punkte für eine gute Compliance des Patienten und die davon abhängige Effektivität von Eigenübungen beschrieben. Im Rahmen dieser Studie wurden Patienten befragt, welche Faktoren zu einer schlechten Compliance, also Nichtanwendung der Heimübungen führten. Die Patienten gaben an, dass sie oft keine Zeit und wenig Motivation für Übungen hätten oder das Programm zu lang bzw. kompliziert und nicht alltagstauglich sei. Auch das Verspüren von Schmerzen oder das Ausbleiben eines Therapieerfolges durch das Selbstprogramm führen oft zu einem Abbruch der Selbstbehandlung. Daraus folgerten die Autoren der Studie, dass ein suffizientes Heimprogramm folgende Faktoren beinhalten sollte:

- es muss kurz (wenige Übungen) sein,
- einfach und ohne große Hilfsmittel durchzuführen sein und
- Symptome oder Zeichen positiv beeinflussen können.

Weitere Faktoren sind:

- Der Patient kann den Sinn der Selbstbehandlung nachvollziehen.
- Die Maßnahmen müssen logisch in den Therapieverlauf eingepasst werden.

Bei Beachtung dieser Faktoren kann die Compliance des Patienten positiv beeinflusst werden. Smith et al. (2005) zeigten in einer Studie mit älteren Krankenhauspatienten (65–95 Jahre), dass eine einmalige Instruktion eines einfachen Heimprogramms (drei Übungen zur Kräftigung der unteren Extremität) nicht ausreicht, d. h. die

Übungen wurden einige Tage später nicht mehr korrekt ausgeführt und zwar unabhängig davon, ob die Patienten zusätzlich zur Instruktion ein Merkblatt mit der Übungsbeschreibung bekamen.
Die Selbstbehandlung im Mulligan-Konzept beinhaltet diese Faktoren und schafft dadurch die Voraussetzungen für eine gute Compliance des Patienten (Mulligan 2006 a,b):

- Das Heimprogramm richtet sich nach den Grundprinzipien des Mulligan-Konzepts: Schmerzfreiheit (Ausnahme: PRPs), sofortige Verbesserung der Symptome oder Zeichen und Funktionalität der Übungen.
- Die Selbstbehandlung wird nur aus den in der Therapie erfolgreich eingesetzten Techniken abgeleitet, womit die positive Wirkung im Sinne einer Änderung von Schmerzen oder Funktionsstörungen des Heimprogramms gewährleistet werden soll.
- Der Patient kann weitestgehend alle Heimübungen ohne (durch den Einsatz der eigenen Hände) oder mit einfachen Hilfsmitteln (Handtuch, Koffergurt, Gürtel oder Tape) durchführen und die Übungen sind dadurch einfach in den Alltag zu integrieren.
- Die Übungen sind kurz, wobei sich die Wiederholungs- und Serienzahl nach dem Stand der Therapie und der jeweils angewandten Dosis richtet (z. B. 3 × 10 Wiederholungen einer Bewegung wie HWS-Rotation oder Knie-Flexion), was ebenfalls die Praktikabilität im Alltag sicherstellt.
- Eine genaue Erklärung der hypothetischen Funktionsstörung (z. B. positional fault) als mögliche Ursache der Beschwerden sowie der mechanischen Wirkung des Heimprogramms, beides wenn möglich mithilfe von anatomischen Modellen, soll den Patienten über den Sinn der einzelnen Übungen aufklären und dadurch aktiv in den Therapieverlauf einbeziehen.
- Die Instruktion der Heimübungen erfolgt nicht erst in der letzten Therapiesitzung, sondern sobald sich eine Behandlungstechnik in der Praxis als erfolgreich erwiesen hat und eine latente (verzögerte negative) Reaktion ausbleibt. Im Laufe der folgenden Therapiesitzungen werden die Übungen wiederholt und gegebenenfalls korrigiert.

Die Selbstbehandlung nach Mulligan erfüllt die Kriterien eines effektiven Heimprogramms.

4.2.1 Studie zu Self-SNAGs C1/2 als Beispiel für die Effektivität eines Heimprogramms im Mulligan-Konzept

Eine australische Studie (Hall et al.) untersuchte 2007 erstmals die Wirksamkeit von Mobilisations with Movement im Bereich der Wirbelsäule (SNAGs) anhand von Self-SNAGs im Segment C1/2 bei Patienten mit zervikogenen Kopfschmerzen. Der Hintergrund dieser randomisierten, doppelt-verblindeten und plazebo-kontrollierten Studie ist die hohe Inzidenz von C1/2-Rotationsdysfunktionen bei Patienten mit zervikogenen (also von der Halswirbelsäule ausgehenden) Kopfschmerzen.
Die Forscher der Curtin University in Perth verteilten 32 Patienten (im Mittel 36 ± 3 Jahre) mit zervikogenen Kopfschmerzen, Nackenschmerzen und/oder Nackensteifheit sowie einer Bewegungseinschränkung des Segmentes C1/2 von mehr als 10° zu einer Seite (gemessen mit dem Flexions-Rotations-Test in Rückenlage), die in den letzten 3 Monaten keine physiotherapeutische oder chiropraktische Therapie erhalten hatten, im Losverfahren auf zwei Gruppen. Die Ausgangswerte in Bezug auf Alter, Kopfschmerzgeschichte, Stärke der Kopfschmerzen und Bewegungsausmaß der C1/2-Rotation zeigten vor Beginn der Behandlung keine signifikanten Unterschiede zwischen den Gruppen.
Beide Gruppen erhielten die gleiche einleitende Instruktion und eine Übungseinheit unter therapeutischer Kontrolle, um sich mit der jeweiligen Technik vertraut zu machen. Ein Teil der Patienten führte eine Behandlung mit Self-SNAGs am Segment C1/2 durch (2 Wiederholungen zur Verbesserung der aktiven Rotation bei gleichzeitiger kontralateraler Mobilisation von C1 gegenüber C2 nach ventral mithilfe eines Selbstbehandlungsgurtes, der in der täglichen Praxis auch durch ein Handtuch ersetzt werden kann (Abb. 4.3a–b). Die anderen Probanden erhielten eine Plazebobehandlung am Segment C1/2 (2 Wiederholungen von gehaltenem passiven Zug mit Gurt an C1 kontralateral nach ventral für 3 Sekunden wie in der ersten Gruppe, aber ohne aktive Bewegung in die eingeschränkte Richtung).
Das Ausmaß der Rotation von C1/2 wurde vor und direkt nach der ersten Durchführung der Self-SNAGs bzw. der Plazebobehandlung gemessen. Hier zeigte sich eine signifikante Verbesserung der Rotation von 15° in der SNAG-Gruppe im Vergleich zu 5° in der Plazebogruppe.

Die Patienten erhielten anschließend den Auftrag, die jeweilige Selbstbehandlung 2-mal täglich für ein Jahr mit der gleichen Wiederholungszahl in Eigenregie durchzuführen. Die Veränderung der Kopfschmerzsymptomatik und der Compliance (Häufigkeit der durchgeführten Übungen) wurde vor Beginn, 4 Wochen und 12 Monate nach Beginn der Studie mittels eines Fragebogens dokumentiert. Es zeigte sich eine Verbesserung der Kopfschmerzen von 54% (±17%) in der SNAG-Gruppe und 13% (±21%) in der Plazebogruppe, wobei die Compliance in der SNAG-Gruppe deutlich höher war.

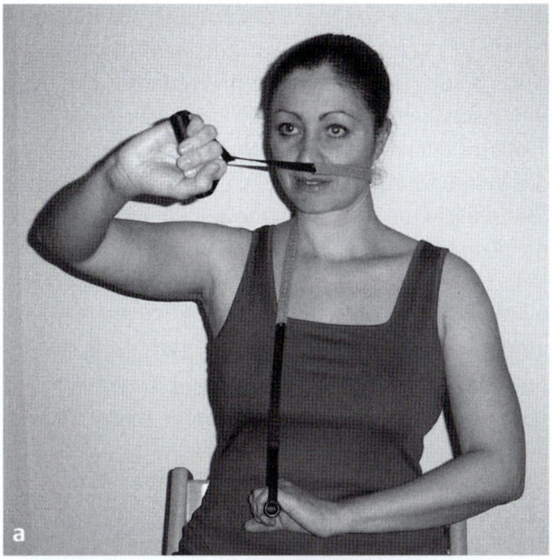

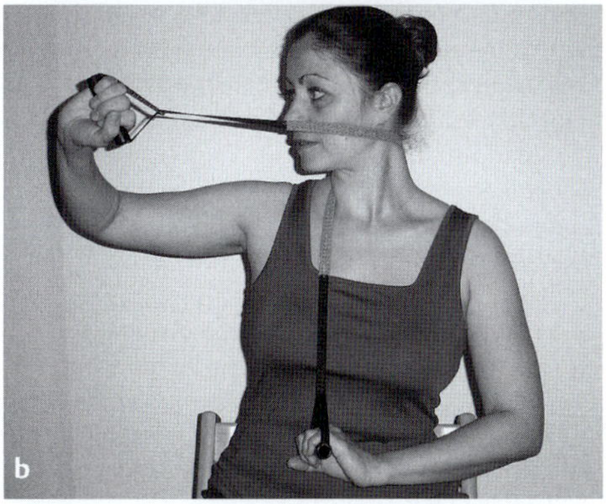

Abb. 4.3a–b Self-SNAG C1/2 mit Gurt. a Über den Gurt wird ein horizontaler Zug auf C1 ausgeübt (kontralateral zur Seite der Rotationseinschränkung, hier: links). b Gleichzeitig dreht die Patientin den Kopf aktiv in die eingeschränkte Richtung (hier rechts).

Box 1

Studie zervikogene Kopfschmerzen als Beispiel für ein evidenzbasiertes Heimprogramm im Mulligan-Konzept (Hall et al. 2007)

Studiendesign: Randomisierte, doppelt-verblindete und plazebo-kontrollierte Studie.
Ziel der Studie: Die Bestimmung der Wirksamkeit eines C1/2 Self-SNAG (Sustained Natural Apophyseal Glide) bei zervikogenen Kopfschmerzen.
Hintergrund: In der Literatur ist eine hohe Inzidenz von C1/2-Dysfunktionen bei Patienten mit zervikogenen Kopfschmerzen zu finden. Zur Behandlung dieser Patienten hat Brian Mulligan einen C1/2 Self-SNAG beschrieben, dessen Wirksamkeit bis jetzt noch nicht untersucht wurde.
Methode: 32 Patienten mit zervikogenen Kopfschmerzen und einer Bewegungseinschränkung im Segment C1/2 wurden per Losverfahren auf eine C1/2 Self-SNAG-Gruppe oder eine Plazebogruppe verteilt. Nach einer einleitenden Instruktion und Übungseinheit unter therapeutischer Kontrolle bestand die Therapie aus einem in Eigenregie durchgeführten Heimprogramm, 2-mal täglich für 12 Monate. Die Rotationsmobilität des Segments C1/2 wurde vor und unmittelbar nach der Übungseinheit gemessen. Die Kopfschmerzsymptomatik und Compliance der Übungsdurchführung wurden mittels eines Fragebogens vor Beginn der Studie, nach 4 Wochen und 12 Monaten bestimmt.
Ergebnisse: Die Ausgangswerte waren in beiden Gruppen zu Beginn der Studie gleich. Unmittelbar nach der ersten Instruktion und Übungseinheit war die Rotation im Segment C1/2 in der SNAG-Gruppe um 15° verbessert im Vergleich zu 5° in der Plazebogruppe. Die Kopfschmerzsymptomatik verbesserte sich insgesamt um 54% durch die Self-SNAGs, verglichen mit 13% in der Kontrollgruppe.
Zusammenfassung: Die Ergebnisse dieser Studie liefern Evidenz für die Wirksamkeit eines C1/2 Self-SNAG in der Behandlung von Patienten mit zervikogenen Kopfschmerzen.

Kritische Diskussion der Studienergebnisse

Die physiotherapeutische Datenbank PEDro (www.pedro.fhs.usyd.edu.au) beurteilte die methodologische Qualität dieser Studie mit 8 von 10 möglichen Punkten sehr hoch. Der therapeutische Nutzen in Form der verbesserten Mobilität im Segment C1/2 und der daraus resultierenden Abnahme der Kopfschmerzsymptomatik für die Prävention der Beschwerden ist anhand der Ergebnisse offensichtlich. Mögliche Limitierungen (Scully 2007) sind, dass die mittel- und langfristigen Therapieergebnisse der Kopfschmerzsymptomatik nach 4 Wochen und 12 Monaten nur mithilfe eines Patientenfragebogens überprüft wurden, was allerdings 100 % Rücklauf der Fragebögen zur Folge hatte. Die Mobilität des Segmentes C1/2 wurde nur direkt vor und nach der initialen Intervention gemessen. Da eine Bewegungseinschränkung in diesem Segment als eine der Hauptursachen für die Entstehung zervikogener Kopfschmerzen angesehen wird, hätte eine erneute Prüfung der Rotationsmobilität nach 4 Wochen und 12 Monaten weitere Hinweise auf eine Korrelation zwischen einer eingeschränkten Beweglichkeit im Segment C1/2 und der Kopfschmerzsymptomatik der Patienten geben können.

Die Richtigkeit der Durchführung der Self-SNAGs konnte bei einer nur einmaligen Instruktion im weiteren Verlauf der Studie innerhalb von 12 Monaten nicht kontrolliert werden. Diese Tatsache lässt die Frage zu, ob diese einmalige Instruktion zur weiteren korrekten Ausführung zuhause ausreicht. Wie schon erwähnt zeigten Smith et al. (2005), dass eine einmalige Instruktion zur korrekten Wiedergabe von Heimübungen bei älteren Patienten (65–95 Jahre) nicht ausreicht. Die Teilnehmer der Self-SNAG-Studie waren allerdings im Mittel 36 Jahre alt, was eine höhere Compliance und bessere Ausführung der Übungen ohne Kontrolle erwarten lässt. Weiterhin konnte nicht ausgeschlossen werden, dass die Patienten in der zwölfmonatigen Übungsphase zusätzliche Therapien für ihre Beschwerden in Anspruch genommen haben.

Alle Patienten der Studie hatten Kopfschmerzen zervikogenen Ursprungs. Leider zeigt die tägliche physiotherapeutische Praxis, dass die medizinische Einteilung in Subgruppen nicht immer vor der Überweisung zum Therapeuten erfolgt und oft erst aus der physiotherapeutischen Beurteilung resultiert. Die Literatur zeigt aber, dass nur über die Bildung von Subgruppen, beispielsweise auch bei Patienten mit Rückenschmerzen, die Effektivität bestimmter physiotherapeutischer Maßnahmen in Studien ausreichend nachgewiesen werden kann. Erfolgt die Unterteilung der Patienten in Studien nicht, werden sozusagen „Äpfel mit Birnen verglichen".

Trotz möglicher Limitierungen ist diese Studie über die Wirkung von Self-SNAGs ein gutes Beispiel für die Effektivität von Selbstmobilisationen im Mulligan-Konzept bei vorhandener hoher Evidenz. Um jedem Patienten die bestmögliche Therapie anzubieten, sollten folglich Self-SNAGs in der Behandlung von Patienten mit zervikogenen Kopfschmerzen auf ihre individuelle Wirkung hin geprüft und die Durchführung im Management dieser Patienten in Betracht gezogen werden.

Zusammenfassung

In der Manuellen Therapie vollzieht sich ein Paradigmenwechsel: Techniken können nicht nur segmental wirken, sondern auch segmentübergreifend; Patienten sollen nicht nur rein passiv behandelt werden, sondern aktiv beteiligt sein.

Potenziale des Mulligan-Konzepts, die der sekundären und tertiären Prävention dienen, sind: die schnelle Schmerzsenkung durch das Beheben des Positionsfehlers, das positive Beeinflussen der gelenkumgebenden Strukturen und des sympathischen Nervensystems (Wirkung der MWMs, SNAGs). Die Schmerzsenkung beugt dem Angstvermeidungsverhalten, Chronifizierungen und sozialer Isolation vor (sekundäre Prävention) oder reduziert diese (tertiäre Prävention). Frühzeitig eingesetzt verhindert die Schmerzreduzierung den negativen „Umbau" kortikaler Repräsentationen (sekundäre Prävention) oder fördert bei Patienten mit chronischen Schmerzen die kortikale Reorganisation (tertiäre Prävention). Die zügige Schmerzreduzierung beschleunigt den Rehaverlauf (tertiäre Prävention). Vorabinformationen über die Wirksamkeit der Techniken wecken die Erwartungshaltung und regen die Selbstheilungskräfte an. Aufgrund der Kombination der aktiven und passiven Mobilisation ist der Patient aktiv an der Therapie beteiligt, steigt seine Selbstwirksamkeit, können therapeutische Fortschritte gefestigt werden (sekundäre, tertiäre Prävention). Die teilweise bereits nachgewiesenen positiven Effekte des Heimprogramms (Self-MWMs, Self-SNAGs) des Mulligan-Konzepts zielen in die gleiche Richtung.

Das Konzept spiegelt den Paradigmenwechsels in der Manuellen Therapie wider. Es bezieht ein modernes Verständnis von Krankheit und Gesundheit, insbesondere das der ICF, mit ein.

Literatur

Bialosky J, Bishop M, Robinson M, Barabas J, George S. The influence of expectation on spinal manipulation induced hypoalgesia: An experimental study in normal subjects. BMC Musculoskeletal Disorders. 2008;9: 19.

Hall T, Chan H, Christensen L, Odenthal B, Wells C, Robinson K. Efficacy of a C1-C2 Self-sustained Natural Apophyseal Glide (SNAG) in the Management of Cervicogenic Headache. Journal of Orthopaedic and Sports Physical Therapy. 2007;37(3): 100–107.

Hill P. Fear-avoidance theories. In: Gifford L, Hrsg. Topical issues in pain. Bd. 1. Falmouth: CNS Press; 1998.

Höppner H. Gesundheitswissenschaften: Orientierung für Physiotherapeuten in Prävention und Gesundheitsförderung. In: Hüter-Becker A, Dölken M. Prävention. Stuttgart: Thieme; 2008.

Hüter-Becker A, Dölken M. Prävention. Stuttgart: Thieme; 2008.

Jenkins W, Merzenich M, Ochs M, Allard T, Guic-Robles E. Functional reorganization of primary somatosensory cortex in adult owl monkeys after behaviourally controlled tactile stimulation. Journal of Neurophysiology. 1990;63(1): 82–104.

Keller-Eberle C. Auswirkungen von Angstvermeidungsverhalten bei Rückenschmerzpatienten. Manuelle Therapie. 2008;12(2): 103–112.

Mima T, Sadato N, Yazawa S, Hanakawa T, Fukuyama H, Yonekura Y, Shibasaki H. Brain structures related to active and passive finger movements in man. Brain. 1999;122(10): 1989–1997.

Moseley L. Combined physiotherapy and education is efficacious for chronic low back pain. A randomised controlled trial. Australian Journal of Physiotherapy. 2002;48: 297–302.

Moseley L. Making Sense of "S1 mania" – Are things really that simple? In: Gifford L, Hrsg. Topical issues in pain. Bd. 5. Falmouth: CNS Press; 2006.

Moutzouri M, Bilis E, Strimpakos N, Kottika P, Old ham J. The effects of the Mulligan sustained natural apophyseal glide (SNAG) mobilisation in the Lumbar flexion range of a symptomatic subjects as measured by the Zebris CMS 20 3-D modion analysis system. BMC Muscoloskeletal Disorders. 2008;9: 131.

Mulligan B. Manual Therapy: "NAGs", "SNAGs", "MWMs" etc. 5. Auflage. Wellington: Plane View Services; 2006a.

Mulligan B. Self Treatments for Back, Neck and Limbs. 2. überarbeitete Auflage. Wellington: Plane View Services; 2006b.

Reid S, Rivett D, Katekar M, Callister R. Sustained natural apophyseal glides (SNAGs) are an effective treatment for cervicogenic dizziness. Manual Therapy. 2008;13(4): 357–366.

Robson S, Gifford L. Manual Therapy in the 21st Century. In: Gifford L, Hrsg. Topical issues in pain. Bd. 5. Falmouth: CNS Press; 2006.

Schmid A, Brunner F, Wright T, Bachmann L. Paradigm shift in manual therapy? Evidence for a central nervous system component in the response to passive cervical joint mobilisation. Manual Therapy. 2008;13(5): 387–396.

Schomacher J. The effect of an analgesic mobilization technique when applied at symptomatic or asymptomatic levels of the cervical spine in subjects with neck pain: A randomized controlled trial. Journal of Manual and Manipulative Therapy. 2009;17(2).

Scully K. Critically appraised paper: Efficacy of a C1-C2 Self-sustained Natural Apophyseal Glide (SNAG) in the Management of Cervicogenic Headache. New Zealand Journal of Physiotherapy. 2007;35(3): 133.

Slater H, Arendt-Nielsen L, Wright A, Graven-Nielsen T. Effects of an manual therapy technique in experimental lateral epicondylalgia. Manual Therapy. 2006;11(2): 107–117.

Sluijs E, Kok G, van der Zee J. Correlates of Exercise Compliance in Physical Therapy. Physical Therapy. 1993;73(11): 771–182.

Smith J, Lewis J, Prichard D. Physiotherapy exercise programmes: Are instructional exercise sheets effective? Physiotherapy Theory and Practice. 2005;21(2): 93–102.

Vicenzino B, Paungmali A, Teys P. Mulligan's mobilization-with-movement, positional faults and pain relief: Current concepts from a critical review of literature. Manual Therapy. 2007;12(2): 98–108.

Vicenzino B. Lateral epicondylalgia: a musculoskeletal physiotherapy perspective. Manual Therapy. 2003;8(2): 66–79.

Waddell G. The Back Pain Revolution. 2. Auflage. Edinburgh: Churchill Livingstone; 2004.

Weiller C, Jüptner M, Fellows S, Rijntjes M, Leonhardt G, Kiebel S, Müller S, Diener C, Thilmann A. Brain Representation of Active and Passive Movements. Neuroimage. 1996;4(2): 105–110.

WHO. ICF-International Classification of Functioning, Disability and Health. DIMD, Hrsg. Version 2005. www.dimdi.de/dynamic/de/klassi/downloadcenter/icf/endfassung/icf_endfassung-2005-10-01.pdf; abgerufen am 15.10.2008.

WHO. WHO-Klassifikationen. www.who.int/classifications; abgerufen am 15. 10. 2008.

Widmer C. Diskussion der Neuromatrix-Theorie des Schmerzes. Manuelle Therapie. 2008;12(4): 161–168.

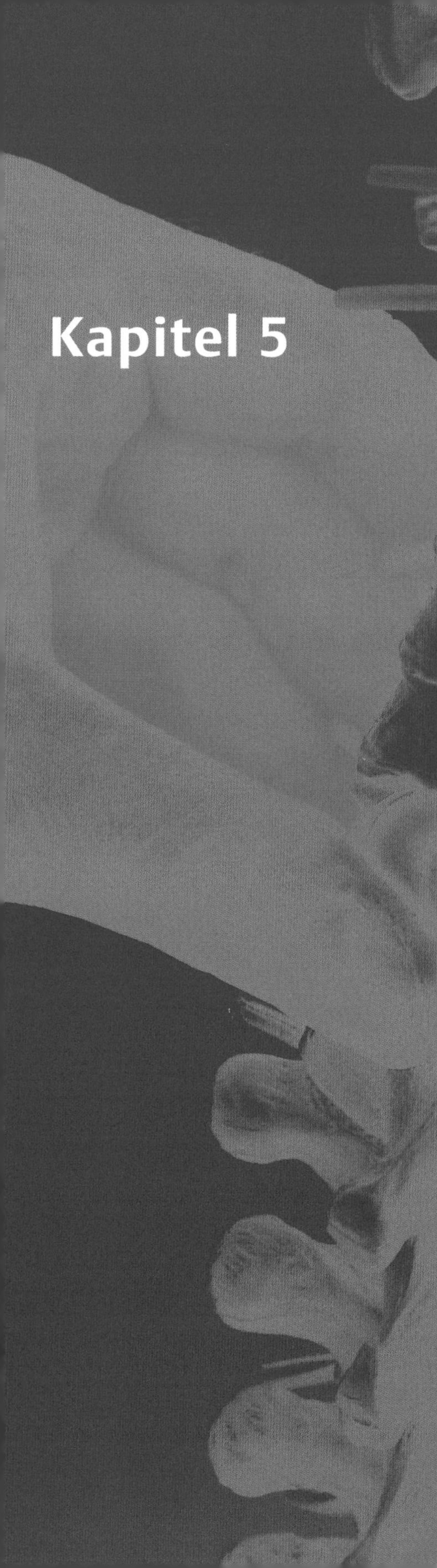

Kapitel 5

Kapitel 5

5 Weiterentwicklung des Konzepts

Einführung

Der physiotherapeutische Markt der Fort- und Weiterbildungen ist groß und unübersichtlich. Die Qualitätssicherung in der physiotherapeutischen Fort- und Weiterbildung ist daher ein aktuelles Thema. Kapitel 5.1 stellt allgemeine physiotherapeutische Ansätze zur Qualitätssicherung vor und insbesondere die Standards, die im Mulligan-Konzept favorisiert werden.
Obwohl es sich um ein noch relativ „junges" Konzept handelt, gelingt es den Autoren erstaunlich viele aktuelle wissenschaftliche Wirkungsnachweise für die Methoden und Techniken des Mulligan-Konzepts zu präsentieren. Bei der Vielzahl der Studien sorgen die Autoren für Transparenz und schnelle Orientierungsmöglichkeiten durch die ausgewiesenen Evidenzlevel und die Angabe der auf der PEDro-Skala erreichten Werte bei einem Großteil der Studien (Kapitel 5.2.2). Die MWMs scheinen sich auch auf Forschungsarbeiten positiv auszuwirken.

5.1 Fort- und Weiterbildung

Johannes Bessler

5.1.1 Qualitätssicherung in der physiotherapeutischen Fort- und Weiterbildung

Qualitätssicherung wird allgemein definiert als alle Maßnahmen, die sicherstellen sollen, dass ein Produkt oder eine Dienstleistung ein festgelegtes Qualitätsniveau erreicht bzw. einhält (Wikipedia 2008). Im Bereich der physiotherapeutischen Fort- und Weiterbildung ist das Qualitätsniveau nicht klar definiert. Grundsätzlich unterscheidet man zwischen physiotherapeutischer Weiterbildung und Fortbildung. Als Weiterbildung werden Kurse mit längerfristiger Dauer angesehen, die bestimmte Anforderungen an die Teilnehmer, die Kursinhalte und die Dauer stellen. Weiterbildungen schließen in der Regel mit einer Kenntnisprüfung ab und führen zu einer bestimmten Abrechnungsposition. Im Bereich der Fortbildungen sind die Anforderungen weniger strukturiert.
Mulligan ist per Definition eine physiotherapeutische Fortbildung, die zwar mit einer Prüfung (CMP, siehe Kapitel 5.1.2) abgeschlossen werden kann, aber nicht zu einer Abrechnungsposition führt. Physiotherapeuten und Ärzte, können teilnehmen. Bereits absolvierte manualtherapeutische Kurse können hilfreich sein für die Teilnahme an einem Mulligan-Kurs, sind jedoch keine Voraussetzung.

Stiftung Warentest prüfte physiotherapeutische Fortbildungen

Die Stiftung Warentest führte 2003 eine vom Bundesministerium für Bildung und Forschung und dem Europäischen Sozialfonds geförderte Untersuchung zur Qualität physiotherapeutischer Fortbildungen durch. Es fand sich ein Gesamtangebot von 5800 Lehrgängen im physiotherapeutischen Bereich, wobei auf das Fachgebiet Manuelle Therapie immerhin 600 Kurse entfielen. Bei der genaueren Beurteilung von 8 Kursseminaren wurden große qualitative Schwankungen festgestellt. Die didaktische und fachliche Kompetenz der Referenten sowie die Struktur und das bereitgestellte Informationsmaterial wurden mehrfach bemängelt. Anhand dieser unabhängigen Untersuchung zeigte sich der unbedingte Handlungsbedarf in der Qualitätssicherung physiotherapeutischer Fortbildungen im Jahr 2003.

Fortbildungspflicht

Die Krankenkassen und Heilmittelverbände führten 2007 eine Fortbildungspflicht für Inhaber physiotherapeutischer Praxen und therapeutische Leiter ein. Die geforderten 60 Punkte innerhalb von 4 Jahren (1 Fortbildungspunkt entspricht einer Unterrichtseinheit von 45 Minuten) kann als erster Versuch der Etablierung einer verbindlichen Qualitätssicherung im Bereich der physiotherapeutischen Fort- und Weiterbildung gesehen werden. Die Vergabe von Fortbildungspunkten richtet sich nach den therapeutischen Inhalten des Heilmittelkatalogs (HMK 2007/08) und beschränkt die Vergabe dadurch auf eher klassische physiotherapeutische Themen im Gegensatz zu alternativen Ansätzen. Des Weiteren muss ein Kurscurriculum vorliegen und es werden bestimmte fachliche Anforderungen an die Referenten gestellt, wie beispielsweise eine Berufsausbildung in Physiotherapie oder einem benachbarten Fachgebiet und eine mindestens zweijährige therapeutische Berufserfahrung in Vollzeit. Weiterhin müssen die Referenten die Aktualität ihrer Kursinhalte in Form einer aussagekräftigen Literaturliste, wobei das nicht genauer definiert ist, und eine mindestens einjährige Erfahrung im Fachgebiet nachweisen. Die Einhaltung dieser Standards könnte bei Kursen, für die Fortbildungspunkte vergeben werden, die nötige Sicherung der Qualität zur Folge haben.

Zukunftsinitiative in der Physiotherapie

Es gibt auch seitens der Zukunftsinitiative in der Physiotherapie (ZIPT) Bemühungen zur Qualitätssicherung in der physiotherapeutischen Fort- und Weiterbildung. Die ZIPT ist ein Netzwerk engagierter Physiotherapeuten aus verschiedenen Regionen Deutschlands, das sich seit 2002, unabhängig von berufspolitischen Verbänden, für die Zukunft der Physiotherapie einsetzt *(www.zipt.de)*. Es wurde ein Punktesystem für die physiotherapeutische Fort- und Weiterbildung erarbeitet, das sich an der Notwendigkeit des lebenslangen Lernens orientiert. Die Umsetzung dieser sinnvollen Maßnahme, die über die Anforderungen der Krankenkassen und Heilmittelverbände hinausgeht, ist aber für Anbieter von Fort- und Weiterbildungen nicht verbindlich.

5.1.2 Qualitätssicherung im Mulligan-Konzept

Der nach einer Fortbildung guter Qualität suchende Physiotherapeut muss trotz der Einführung von Qualitätsmerkmalen seine Auswahl auf einem schwer überschaubaren Fortbildungsmarkt treffen, auf dem generell gesehen keine einheitlichen Qualitätsstandards gelten. Im Mulligan-Konzept erfolgt die Sicherung der Qualität der angebotenen Kurse und der unterrichtenden Instruktoren durch interne Standards, die weit über den in Deutschland geltenden Vorgaben liegen, z. B. der IFOMT-Standard in Manueller Therapie der Instruktoren, mindestens 5 Jahre Erfahrung im Fachgebiet und mehrere Assistenzen als Prüfungsvorbereitung bei verschiedenen internationalen Instruktoren. Die einzelnen Ebenen der internen Qualitätssicherung umfassen die Struktur der Ausbildung, die fachliche Qualifikation der Instruktoren und die mulliganspezifische Qualität der ausgebildeten Therapeuten. Viele Anbieter von Mulligan-Kursen führen eine Evaluation in Form von Fragebögen durch. Da die Vergabe von Fortbildungspunkten u. a. an die Kursevaluationen mittels Teilnehmer-Fragebogen gebunden ist, gehört die Evaluation quasi zum Standard. Mit diesem Instrument können die Kursteilnehmer aktiv den Prozess der Qualitätssicherung beeinflussen.

Ausbildungsstandards im Mulligan-Konzept

Im Mulligan-Konzept gibt es ein international einheitliches Kurscurriculum, das sechs Tage umfasst und einen Katalog von Standardtechniken beinhaltet. Diese Standardtechniken werden weltweit in Mulligan-Kursen unterrichtet. Die Instruktoren der einzelnen Länder haben die Möglichkeit, diese sechs Tage nach den regionalen Bedürfnissen des Fortbildungsmarktes auf einzelne Kurse zu verteilen. In Deutschland wird das Mulligan-Konzept in zwei mal drei Tagen (Grund- und Aufbaukurs) mit je 20 Stunden (27 Unterrichtseinheiten) vermittelt. Die Aufteilung der Kurse in Praxis und Theorie beträgt ungefähr 70 zu 30 %. Weitere Informationen zum Curriculum der Mulligan Concept Teachers Association (MCTA) siehe unter *www.bmulligan.com* und im Anhang.

Standards der Mulligan-Instruktoren

Die MCTA hat in ihren Statuten festgelegt, welche Voraussetzungen die Referenten erfüllen müssen. So muss jeder Mulligan-Instruktor eine Ausbildung in Manueller Therapie nach IFOMT-Richtlinien (International Federation of Orthopaedic Manipulative Therapists) oder auf einem vergleichbaren

Box 1

Internationale Mulligan-Konferenz 2009 in Chicago: „Mulligan Concept – Mobilisation with Movement: The Science, the Evidence, the Art"

Auf der Vorkonferenz hatten die Teilnehmer die einmalige Gelegenheit, gemeinsam mit Brian Mulligan zu lernen. Mit seinem engagierten und unterhaltsamen Stil reflektierte er mit ihnen seine neusten technischen Verfeinerungen und Fortschritte. Die anschließende Konferenz präsentierte die aktuellen wissenschaftlichen Erkenntnisse, die die klinische Relevanz des konzeptuellen Ansatzes untermauern. Ausgewählte, internationale Wissenschaftler und Kliniker waren zusammengekommen, um die teilnehmenden Therapeuten über den neusten Stand der MWMs in der manualtherapeutischen, evidenzbasierten Praxis zu informieren. Keynote-Referent Bill Vicenzino (Professor für Physiotherapie an der University of Queensland in Brisbane/Australien) nahm diesen Faden auf, indem er seine neusten Forschungsergebnisse zum Mulligan-Konzept vorstellte. Neben der wissenschaftlichen Untermauerung des Konzepts bestand der Zweck der Veranstaltung auch darin, Brian Mulligan's Arbeit und Vision zu feiern!

Zahlreiche Seminare und Workshops („break out sessions") boten den Kongressteilnehmern interessante und abwechslungsreiche Auswahlmöglichkeiten: „MWMs für den Tennisellenbogen: praktische Anwendung, Fragen und Antworten" mit Bill Vicenzino, „Therapiemanagement bei Beschwerden der oberen HWS – aktuelle Evidenz und praktische Anwendungen" mit Toby Hall (Mitarbeiter der Curtin University und der University of Western Australia sowie Gastdozent der University of Dublin), „Ein neuer Ansatz des Mulligan-Konzepts zur Untersuchung und Behandlung des ISG und Beckens" mit Mark Oliver (einer der renommiertesten, australischen Lehrer des Mulligan-Konzepts), „Beeinflussung des Nervensystems durch MWMs und das Mulligan-Konzept" mit Sarah-Ann Counsell (Wolfson Medical Rehabilitation Centre, Wimbledon) usw. Ein besonderes Highlight war Brian Mulligan's Angebot für die Certified Mulligan Practitioners (CMP). Er lud sie ein, weiterführende Techniken zur Lösung therapeutischer Probleme zu erlernen: „Take it to another level." (NES 2008).

Level absolviert haben. Die Ausbildung auf IFOMT-Niveau stellt den weltweit höchsten Standard in Manueller Therapie im physiotherapeutischen Bereich dar. So haben beispielsweise alle drei deutschen Mulligan-Instruktoren Teile ihrer Ausbildung in Manueller Therapie auf dem IFOMT-Level an australischen Universitäten (z. T. auf Master-Niveau) absolviert. Neben der Grundausbildung in Manueller Therapie muss ein Mulligan-Instruktor vor der Lehrprüfung mindestens fünf Jahre Berufserfahrung in der Behandlung von Patienten mit muskuloskeletalen Beschwerden und eine mehrjährige Assistenzzeit im Mulligan-Konzept bei verschiedenen Instruktoren nachweisen. Im Rahmen einer umfangreichen Instruktorenprüfung wird neben der Lehrfähigkeit der Techniken und dem Gesamtverständnis für das Denkmodell von Brian Mulligan auch die Kompetenz des angehenden Instruktors im Clinical Reasoning-Prozess geprüft. Diese Voraussetzungen sollen eine möglichst hohe fachliche Kompetenz der Mulligan-Instruktoren gewährleisten.

Viele MCTA-Instruktoren sind in der Forschung oder als Herausgeber renommierter Fachzeitschriften, Fachbücher oder als Verfasser von Fachartikeln tätig und bleiben so neben der Instruktorentätigkeit und der praktischen Arbeit mit Patienten auch auf weiteren Ebenen am Puls der Zeit der Manuellen Therapie. Jährliche Treffen der MCTA-Instruktoren auf nationaler und internationaler Ebene sowie gemeinsam durchgeführte Prüfungen von Therapeuten oder angehenden Instruktoren dienen sowohl dem fachlichen und praktischen Austausch als auch zum Abgleich eines gemeinsamen Konsenses im Mulligan-Konzept.

Therapeutenstandards im Mulligan-Konzept

Da die Qualität der im Mulligan-Konzept ausgebildeten Therapeuten direkten Einfluss auf den Patienten und die Behandlung seiner Beschwerden hat, nimmt die Sicherung der Therapeutenqualität ebenfalls einen hohen Stellenwert ein. Der Instruktor erhält während des Grund- und Aufbaukurses im Rahmen von Technikdemonstrationen durch die Teilnehmer einen Einblick in deren Kenntnisstand. Diese Art der Evaluation dient aber nur eingeschränkt zur Kontrolle der praktischen Qualität der Kursteilnehmer, da keine Standardisierung stattfindet. Aus diesem Grund haben Absolventen der gesamten Kursserie (Grund- und Aufbaukurs) die Möglichkeit, eine Prüfung zum *„Certified Mulligan Practitioner (CMP)"* abzulegen. Bei der CMP-Prüfung, die unabhängig vom Aufbaukurs stattfindet, geht es weniger um die Vergabe eines Titels als vielmehr um das Erreichen eines Qualitätsstandards der Therapeuten. Die Vorbereitung auf eine Prüfung und deren Absolvierung dient neben der Lernzielkontrolle der Therapeuten vor allem zur Reflexion der Techniken durch den Teilnehmer auf einem höheren Level (im Vergleich zur einfachen Teilnahme an den Kursen). Die CMP-Prüfung ist international standardisiert und wurde zuerst in den USA im Jahre 2005 durchgeführt. In Deutschland findet die Prüfung regelmäßig seit 2006 statt. Weitere Informationen zur CMP-Prüfung finden Sie in Kapitel 6 und im Anhang.

Neben der Prüfung zum „Certified Mulligan Practitioner" haben Kursabsolventen die Möglichkeit, an einem eintägigen Refreshertag teilzunehmen. Bei diesem Wiederholungstag können sowohl Fragen aus der Praxis der Teilnehmer besprochen werden, als auch die Kerntechniken des Konzepts praktisch unter Supervision eines Instruktors geübt und verfeinert werden.

Vom 2. bis 3. Mai 2009 fand in Chicago (USA) die erste *internationale Mulligan-Konferenz* mit dem Titel „Mulligan Concept, Mobilisation with Movement: The Science, the Evidence, and the Art" statt. Neben den Hauptreferenten Brian Mulligan und Prof. Bill Vicenzino stellten in der Forschung tätige Physiotherapeuten ihre Studien zum Mulligan-Konzept dar. Neben Vorträgen wurden auch Workshops zu verschiedenen mulliganspezifischen Themen wie Epikondylopathie, zervikogene Kopfschmerzen, ISG und Kiefer oder Taping angeboten. Brian Mulligan selbst bot einen Workshop für CMP-Therapeuten an, bei dem diese zertifizierten Therapeuten die Techniken sozusagen aus „erster Hand" erfahren konnten. Die Teilnahme an dieser regelmäßig geplanten Konferenz bietet Absolventen der Mulligan-Kurse und allen anderen interessierten Therapeuten eine gute Möglichkeit auf dem neusten Stand zu bleiben.

5.1.3 Weiterentwicklung des Mulligan-Konzepts

Mercer und Jull (1996) wiesen bereits vor über zehn Jahren darauf hin, dass physiotherapeutische Therapiemodelle und -konzepte in der Lage sein müssen, sich mit dem wachsenden klinischen und basiswissenschaftlichen Wissen weiterzuentwickeln. Diese Aussage ist in der heutigen Zeit aktueller denn je, da im Zuge der immer mehr geforderten Umsetzung eines evidenzbasierten Anspruchs in der Physiotherapie bisher gültige Therapiemodelle den Ergebnissen von Effektivitätsstudien und modernen Untersuchungsmöglichkeiten biomechanischer Vorgänge standhalten müssen. Auch die Publikation dieser Buchreihe über Therapiekonzepte trägt dazu bei, dass die Vertreter der einzelnen Konzepte „ihre" theoretischen Therapiemodelle reflektieren und hinterfragen. Nur wenn ständig neue wissenschaftliche Erkenntnisse mit dem Denkmodell eines Konzepts abgeglichen sowie im Curriculum und Unterricht umgesetzt werden, kann das Konzept in Zukunft wissenschaftlich und klinisch „up-to-date" bleiben. Aber auch sich verändernde Anforderungen an die Therapie müssen in die Weiterentwicklung und Anpassung einbezogen werden. Dazu gehört beispielsweise das Berücksichtigen des demographischen Wandels: Auch innerhalb der Manuellen Therapie nimmt der Anteil älterer Patienten mit veränderten Beschwerdebildern und funktionellen Bedürfnissen kontinuierlich zu. Mulligan-Therapeuten können darauf reagieren: z. B. mit im Sitzen ausführbaren HWS-Techniken für ältere Patienten, die aufgrund einer starken Nackenkyphose nicht in Rückenlage behandelt werden können. Auch die Therapie von Patienten mit zervikogenem Schwindel, der u. a. durch degenerative Veränderungen auftreten kann, ist auch auf Ältere ausgerichtet.

Nach dem Aufbaukurs: zum Certified Mulligan Practitioner qualifizieren, an Refreshertagen und/ oder der internationalen Konferenz teilnehmen.

Forschungsfonds

Die MCTA unterstützt seit einigen Jahren Forschungsprojekte, die die Wirksamkeit der Techniken im Mulligan-Konzept untersuchen. So fließt ein Teil der weltweiten Kurseinnahmen in einen Forschungsfonds, mit dem verschiedene Studien gefördert werden. Vor allem Projekte der University of Queensland unter der Führung von Prof. Bill Vicenzino und der Curtin University in Australien sowie der Auckland University of Technology in Neuseeland unter Prof. Wayne Hing wurden bisher aus diesem Wissenschaftsfonds unterstützt. Die Einhaltung von hohen Standards der angewandten Studiendesigns gewährleistet dabei die Objektivität der Verfasser dieser von der MCTA finanziell geförderten Studien. Somit leistet die MCTA und jeder einzelne Kursteilnehmer über die Kursgebühr einen Anteil zur evidenzbasierten Weiterentwicklung des Mulligan-Konzepts. Dadurch soll gewährleistet werden, dass die Zahl der Studien wächst, die die

Die evidenzbasierte Weiterentwicklung ist durch den Forschungsfonds im Konzept fest verankert.

Hypothesen bzw. Modelle zu den Wirkungsmechanismen im Mulligan-Konzept unterstützen oder dazu beitragen, dass nicht mehr aktuelle Denkmodelle angepasst werden müssen.

Implementierung des Curriculums

Eine weitere Möglichkeit, das Mulligan-Konzept weiterzuentwickeln, ist die geplante Implementierung des Curriculums in die Postgraduierten-Ausbildungen der Manuellen Therapie auf IFOMT-Standard oder in die Masterstudiengänge an Fachhochschulen und Universitäten. In australischen und neuseeländischen Studiengängen wird dies bereits erfolgreich praktiziert. Dadurch erhöht sich die Bekanntheit der Techniken bei wissenschaftlich tätigen Physiotherapeuten, die in eigenen Forschungsprojekten (z. B. Abschlussarbeiten) die Wirksamkeit von MWM und SNAG weiter untersuchen könnten.

Aufnahme in Leitlinien

Ein mittel- bis langfristiges Ziel sollte darin bestehen, dass Methoden und Techniken des Mulligan-Konzepts in die Leitlinien zur Therapie bestimmter Krankheitsbilder bzw. Patienten mit bestimmten Beschwerden aufgenommen werden. Infrage kommen z. B. die laterale Epikondylopathie, das Inversionstrauma des Sprunggelenks, zervikogener Kopfschmerz und Schwindel, da bei diesen Krankheitsbildern die Evidenz der Mulligan-Techniken am stärksten ist. Neben der Etablierung des Konzepts ist die Aufnahmen in eine Leitlinie auch ein Anreiz zur kontinuierlichen Weiterentwicklung, da nur evidenzbasierte bzw. nur die effektivsten Methoden und Techniken in Leitlinien berücksichtigt werden.

Kontinuierliches Weiterentwickeln der Techniken

Zur Entwicklung neuer, auf den Prinzipien basierender Techniken oder Variationen von bereits bekannten Techniken im Mulligan-Konzept trägt auch der regelmäßige Austausch der Mulligan-Instruktoren bei. In Form von Newslettern innerhalb des Instruktorenteams und bei jährlich stattfindenden internationalen Treffen stellen die Instruktoren neue, von ihnen in der Praxis entwickelte Therapiemöglichkeiten auf der Basis des Konzepts ihren Lehrkollegen und Brian Mulligan vor. Nach Vorstellung und Beurteilung erfolgt dann eine Besprechung, ob diese neuen Techniken ins Curriculum aufgenommen werden. So haben in den letzten Jahren einige Techniken, die von MCTA-Instruktoren entwickelt wurden, Einzug in das Curriculum gefunden. Aber auch Brian Mulligan selbst entwickelt weiterhin neue Techniken und erweitert so auch heute noch sein eigenes Konzept. Ein Beispiel sind die MWMs zur Repositionierung der Skapula, die es erst seit ein paar Jahren gibt. Sie entstanden aus der täglichen Praxis heraus, da Brian Mulligan bei einigen Schulterpatienten dadurch noch bessere Ergebnisse im Vergleich zu den bekannten Techniken erzielte (Mulligan 2006).
Aber auch die Kreativität jedes klinisch tätigen Therapeuten kann dazu beitragen, die Techniken bei Ihrer Anwendung und Anpassung an verschiedene Patienten mit unterschiedlichen Bedürfnissen weiterzuentwickeln, beispielsweise durch die Anwendung von Techniken bei bisher nicht vorgesehenen Indikationen. Voraussetzung zur Risikominimierung ist, dass die in Kapitel 2 beschriebenen Prinzipien eingehalten werden.

Fazit

Die Summe dieser Aktivitäten lässt erwarten, dass das Mulligan-Konzept auch in Zukunft sehr dynamisch bleibt, anstatt starr und dogmatisch. Die Absolventen der Kurse erhalten so eine moderne Therapiemöglichkeit für die Behandlung von Patienten mit muskuloskeletalen Beschwerden, die den Anforderungen eines kritischen und evidenzbasierten Konzepts innerhalb der Physiotherapie und Manuellen Therapie standhält.

5.2 Forschung und Evidenz

Jack Miller

In der physiotherapeutischen Behandlung von Dysfunktionen des Bewegungssystems gibt es zwei, historisch gewachsene, Ansätze die miteinander konkurrieren. Aus der Heilgymnastik und der aktiven Bewegungstherapie entwickelte sich eine semispezifische Therapie, die zunächst passive physiologische Bewegungen anwendete und schließlich translatorische akzessorische Mobilisationstechniken. Brian Mulligan's Konzept der Mobilisation mit Bewegung *(MWM, Mobilisation with movement)* ist die logische Fortsetzung dieser Entwicklung der beiden konkurrierenden Ansätze: der physiologischen Bewegung und der akzessorischen Mobilisation (Miller 1999). Auch innerhalb der physiotherapeutischen Forschung gibt es eine Weiterentwicklung. Beispielsweise haben sich die wissenschaftlichen Nachweise zum Mulligan-Konzept von rein deskriptiven Artikeln in Fachzeitschriften über Einzelfallstudien zu quasiexperimentellen Ansätzen und schließlich zu teilnehmerstarken randomisierten doppelblinden und kontrollierten Studien entwickelt, die in hochangesehenen, internationalen medizinischen Journalen mit Peer-Review (Begutachtung durch Experten, sogenanntes Kreuzgutachten) veröffentlicht werden.

Die Verbreitung der grundlegenden Prinzipien und Methoden für die Praxis des Mulligan-Konzepts erfolgte im Wesentlichen über die andauernde Weiterentwicklung des von Mulligan (2006) verfassten Buches „Manual Therapy – NAGs, SNAGs, MWMs“, das bereits in der 5. Auflage erschienen ist. Obschon dieser Text die anerkannte, maßgebliche Quelle ist, haben viele Autoren auf dem Gebiet der Physiotherapie, Osteopathie und Chiropraktik Aspekte aus Mulligans Konzept in ihren eigenen Arbeiten aufgenommen (z. B. Hall 2003, Robson u. Guilford 2006, Scringe u. Kawaoka 2005).

Die MCTA (Mulligan Concept Teachers Association) unterstützt kontinuierlich die wissenschaftliche Forschung zum Mulligan-Konzept, wobei die Mitglieder den Untersuchern regelmäßig als Berater zur Verfügung stehen, z. B. bei der Auswahl von geeigneten Quellen. Außerdem stellen sie Einzelpersonen und Institutionen, die aktiv zu dem Konzept forschen wollen, Fördermittel zur Verfügung. Weitere Details zu den ständigen beruflichen Fortbildungsmaßnahmen und dem MCTA-Forschungspreis finden sich auf der offiziellen Seite des Mulligan-Konzepts: *www.bmulligan.com* oder unter Kapitel 6. Dieser Einsatz lohnt sich: Eine kürzlich veröffentlichte Erhebung unter britischen Physiotherapeuten zeigte, dass Mulligans Behandlungskonzept bei einem beträchtlichen Prozentsatz von Physiotherapeuten Einzug in die klinische Praxis gefunden hat. Bei Patienten mit Beschwerden der Lendenwirbelsäule setzen 41,1 % der Therapeuten MWMs ein (Konstantinou et al. 2002).

5.2.1 Publikationen: Einführende Übersicht

Verschiedene Forscher mit unterschiedlichen Ansätzen haben die Wirkmechanismen des Mulligan-Konzepts untersucht. Daher lassen sich verschiedene Studientypen unterscheiden, z. B. biomechanische und neurophysiologische Studien. Die bereits erwähnte Entwicklung von „einfachen“ Fallbeschreibungen bis hin zu komplexen Forschungsarbeiten, wie z. B. randomisierte kontrollierte Studien, spielt ebenfalls eine Rolle und wird in diesem Kapitel berücksichtigt.

Mulligans deskriptive Artikel

Mulligans eigene Veröffentlichungen in Zeitschriften betrafen vornehmlich die prozedurale Beschreibung seiner Methoden und Techniken. Diese Artikel sind oft mit kurzen, anekdotischen Fallgeschichten versehen, die einen wertvollen Einblick in Mulligans klinische Entscheidungsprozesse liefern. Liest man sie nacheinander, unterstreichen sie die Entwicklung des Konzepts. So waren z. B. die NAGs (Mulligan 1982) die Weiterentwicklung der MWMs, später folgten die PRPs usw.

Mulligans Fallbeschreibungen spiegeln die Weiterentwicklung der Methoden bzw. des Konzepts.

Tab. 5.1 Kontinuierliche Weiterentwicklung: Mulligans deskriptive Artikel mit Fallbeschreibungen

Jahr	Artikel
1982	NAGs – modifizierte Mobilisationstechniken für die HWS und obere BWS
1989	Schmerzreduzierende Techniken – PRPs
1992	Mobilisation des Gelenkspiels kombiniert mit Bewegung
1993	Mobilisation mit Bewegung
1994	Mobilisation der Wirbelsäule mit Armbewegungen (weitere Mobilisation with movement)
1995	Mobilisation der Wirbelsäule mit Beinbewegungen (weitere Mobilisation with movement)
1996	Mobilisation mit Bewegung für das Hüftgelenk zur Förderung der Innenrotation und Flexion
1997	Aktualisierung der Wirbelsäulenmobilisation mit Beinbewegungen
2003	Die schmerzhafte Schulter: Ein neuer Behandlungsansatz mittels Mobilisation mit Bewegung

Tab. 5.2 Kontinuierliche Weiterentwicklung: weitere deskriptive Artikel

Autor	Jahr	Artikel
Exelby	1995	Mobilisation mit Bewegung: Eine persönliche Sichtweise
Exelby	1996	Periphere Mobilisation mit Bewegung
Johnson	1997	Mobilisation mit Bewegung: Eine Ergänzung zur klassischen Behandlung des lateralen Ellenbogenschmerzes (Tennisellenbogens)
Miller	1999	Das Mulligan-Konzept: Die nächste Evolutionsstufe der Manuellen Therapie
Exelby	2002	Das Mulligan-Konzept: Seine Anwendungsmöglichkeiten im Therapiemanagement von Wirbelsäulenerkrankungen

Ähnliche deskriptive Artikel (Tab. 5.2), die überwiegend von MCTA-Autoren geschrieben wurden, haben Mulligans Beiträge vertieft, weitere Behandlungsprinzipien ergänzt und so die Hypothese des Stellungsfehlers als Ursache von Schmerzen und Dysfunktionen des Bewegungssystems entwickelt.

Assoziierte manualtherapeutische Artikel

Als Reaktion auf die wachsende Datenlage haben viele Autoren in manualtherapeutischen Artikeln und Texten auf das Mulligan-Konzept hingewiesen, das davon profitierte. In diesen Artikeln ist der klinische Fokus, in den das Mulligan-Konzept eingebaut wurde, sehr weit gefasst. Er reicht von neurovaskulären Komplikationen der spinalen Manipulation (Rivett 1997) bis zur Behandlung thorakaler Dysfunktionen bei degenerativen Veränderungen (Edmonston 1997).

Vicenzino hat eine führende Rolle sowohl in der klinischen Erforschung des Mulligan-Konzepts bei der Behandlung von Patienten mit lateralen Epikondylenschmerzen eingenommen als auch bei der Verbreitung der gewonnenen Erkenntnisse. Er veröffentlichte 2003 eine gut recherchierte Arbeit zu den Aussichten der Physiotherapie in der Behandlung dieses häufigen klinischen Beschwerdebildes und verfasste als Koautor (2007) einen interessanten klinischen Kommentar zum Einsatz der Gelenkmanipulation bei der Behandlung von Patienten mit Schmerzen am lateralen Ellenbogen (Epikondylenschmerzen).

Hall und Robinson (2004) konzentrierten sich mit ihren Forschungsarbeiten auf die klinische Evaluation des zervikogenen Kopfschmerzes, wobei sie den Flexion-Rotation-Test für die obere zervikale Mobilität verwendeten. Dieses Untersuchungsinstrument vermittelt Mulligan seit Mitte der 1980er-Jahre in seinen Kursen. In seinem Buch ist es ebenfalls ausführlich beschrieben (Mulligan 2006). Die Untersucher haben das Evaluationsverfahren, das Mulligan als Vorher-Nachher-Test des Effekts seiner C1/2-Rotation-SNAGs (sustained natural apophyseal glides) eingeführt hat, einer Prüfung der Intertesterreliabilität unterzogen. Das heißt, sie wollten wissen, ob verschiedene Untersucher, die den Vorher-Nachher-Test einsetzen, zu gleichen Untersuchungsergebnissen kommen. Das Ergebnis war positiv (Hall u. Robinson 2004, Ongince et al. 2006, Hall et al. 2007, Hall 2008, Smith et al. 2008; siehe Kapitel 4.2.1).

Fallbeispiele

In der Literatur stützen zahlreiche Fallbeispiele das Mulligan-Konzept. Meistens handelt es sich um Einzelfallstudien zu Patienten, die unter im klinischen Alltag häufig anzutreffenden Beschwerden leiden. Zu den in diesem Kapitel beschriebenen Störungen gehören:

- Daumenverletzungen und Dysfunktionen der Daumensehnen (Hsieh 2002, Backstrom 2002, Miller 2000),
- lateraler Ellenbogenschmerz (Vicenzino 1995, Abbott 1998),
- Schultersyndrome (Michel 2000, Scaringe et al. 2002),
- Kopfschmerzen (Lincoln 2000),
- Ungleichgewicht der Hüftmuskulatur (Carson 1999),
- lumbal und thorakal „blockierte“ Facettengelenke (Horton 2002, Exelby 2001),
- Schwindel (Rivett 1998),
- laterale Distorsionen des Sprunggelenks (Hetherington 1996, O'Brien 1998).

Obwohl diese Studien kostbare klinische Schätze zu Tage förderten, wird der evidenzorientierte Praktiker diese Studien zwar interessiert lesen, sich jedoch daran erinnern, welches Evidenzniveau Fallgeschichten in der Cochrane-Klassifikation besitzen.

Tab. 5.3 Cochrane-Klassifikation (Cochrane Collaboration 2009)

Level	Evidenz
1	RCT mit bedeutsamem klinischen *und* statistischen Effekt
2	RCT *ohne* bedeutsamem klinischen aber mit statistischen Effekt
Level mit geringerer Evidenz	
3	Kontrollierte Studie (Vergleichsgruppe zeitlich parallel zur Experiment-Gruppe) ohne randomisierte Zuordnung
4	Kontrollierte Studie (Vergleichsgruppe ist eine [willkürlich ausgewählte] Gruppe aus der Vergangenheit: historische Kontrollgruppe)
5	Einzelfallstudien/Fallserienanalysen

(*Anmerkung*: Es gibt verschiedene Evidenz-Klassifikationen mit unterschiedlichen Einteilungen. Die in diesem Kapitel verwendete wird von Cochrane-Gutachtern genutzt, die Studien für Literaturübersichten bewerten. Daher sind die randomisierten kontrollierten Studien [RCT] Level I zugeordnet. In anderen Einteilungen sind dagegen die Übersichtsarbeiten Level I zugeordnet, da ihre Evidenz höher ist als die einer einzelnen randomisierten Studie.)

Box 2

Cochrane Collaboration: Die internationale Organisation wurde 1992 gegründet und nach dem britischen Arzt und Epidemiologen Archie Cochrane benannt. Cochrane ist der Begründer der evidenzbasierten Medizin (evidence based medicine, siehe Prolog Box 1). Die Cochrane Collaboration (CC) beschäftigt ca. 2000 Wissenschaftler, die systematisch Informationen aus Effektivitätsstudien sammeln und in einer Literaturübersicht die Effektivität der unterschiedlichen Leistungen im Gesundheitswesen zusammenfassen. Die Cochrane-Datenbanken bieten wahrscheinlich die wertvollsten Übersichten zum jeweiligen Wissensstand im Gesundheitswesen (Kool 2004). Das Deutsche Cochrane Zentrum hat seinen Sitz in Freiburg: www.cochrane.de.

Cochrane-Klassifikation: Anhand von Validitätskriterien ordnen die Wissenschaftler die Studien hierarchisch ein (Tab. 5.3). Dabei geht es darum, welche Studientypen eher valide Ergebnisse liefern, weil systematische Fehler (Bias) besser vermieden werden – und welche nicht. Grundlage für die Bewertung der wissenschaftlichen Beweiskraft (Evidenz) einer Studie ist die Cochrane-Klassifikation: www.cochrane.org/consumers/sysrev.htm.

Biomechanische Studien

Mulligan postulierte ursprünglich das hypothetische Modell des knöchernen Stellungsfehlers, um das rasche und dauerhafte Wiedererlangen der schmerzfreien Funktion durch die Techniken des Konzepts zu erklären. Nach dieser These führen ein Trauma oder degenerative Veränderungen zu einer Fehlpositionierung im knöchernen Aufbau der Gelenkflächen (Mulligan 2006). Ergänzende Konzepte von veränderten Gelenkführungen und Muskelrekrutierung wurden ebenfalls aufgenommen (Miller 1999). Die Zahl der biomechanischen Studien, die sich mit dem Mulligan-Modell des Stellungsfehlers befasst, ist begrenzt. Für den Daumen konnte das Konzept mithilfe einer MRI-Fallstudie durch Hsieh (2002) bestätigt werden. Eine klinische Untersuchung von Kavanaugh (1999) zeigte, dass die Fibulaposition nach einem Inversionstrauma (wie von Mulligan postuliert) verändert war. Die Vorstellung einer nach anterior fixierten Fibula wurde durch die Fluoroskopieuntersuchungen von Hubbard (Hubbard et al. 2006, Hubbard u. Hertel 2008) weiter untermauert. Im Laborversuch von Denegar (2002a, b) zeigte sich, dass die klinische Beobachtung einer verminderten Dorsalflexion im oberen Sprunggelenk infolge eines Inversionstraumas des Sprunggelenks zu einem gegenüber der Tibia nach anterior verschobenen Talus führt. Diese Beobachtung unterstützen Vincenzino et al. (2006), die ein signifikant vermehrtes posteriores Talusgleiten bei wiederholten Inversionstraumen des Sprunggelenks nach MWM-Behandlung im Vergleich zu einer Kontrollgruppe beobachteten.
Dieses mechanische Modell wird indirekt durch eine Pilotstudie zum erforderlichen manuellen Kraft-

einsatz gestützt, der für eine durch Manipulation erzeugte Hypalgesie notwendig ist. McLean et al. (2002) beobachteten, dass die positiven Effekte der MWM davon abhängig sind, dass die Therapeuten im Hinblick auf die Mobilisationskomponente einen bestimmten Schwellenwert der eingesetzten Kraft erreichen.

Collins et al. (2004) wandten die MWM zur Korrektur einer Dorsalflexion an und stellten dabei einen signifikanten Anstieg der Mobilität im oberen Sprunggelenk fest bei nur geringen Veränderungen der Schwelle für Druck- oder Temperaturschmerzreize. Die Wissenschaftler schlossen daraus, dass die erhobenen Resultate mehr auf die mechanische Komponente der Technik als auf den hypalgetischen Effekt zurückzuführen sind.

Hearn und Rivett (2002) liefern zwei im Zusammenhang stehende biomechanische Erklärungen für die Wirkung des zervikalen SNAG. Sie behaupten, dass eingeklemmte intraartikuläre Meniskoide die normale Gelenkmechanik durch Verschiebung der momentanen Rotationsachse behindern könnten. SNAGs werden eingesetzt, um durch Verminderung einer meniskoiden Verlagerung und/oder Normalisierung der momentanen Bewegungsachse eine normale schmerzfreie Gelenkbeweglichkeit zu erwirken.

Neurophysiologische Studien

Während Mulligans ursprüngliche Hypothesen auf dem Konzept eines rein mechanischen Derangements beruhten, konnten Forscher durch neuere Untersuchungen auch die neurophysiologischen Effekte des Konzepts aufzeigen. Paungmali (2003) wies sowohl die hypalgetischen als auch die den Sympathikus stimulierenden Wirkungen der Methode MWM bei Patienten mit lateralem Epikondylusschmerz nach. Außerdem belegte er die nichtopioidale Natur der Hypalgesie, indem er durch wiederholte Anwendungen eine ausbleibende Toleranz und einen zu vernachlässigenden Effekt einer intravenösen Naloxon-Injektion nachwies. Naloxon hemmt die Aufnahme von Opiaten (Paungmali 2003, Paungmali et al. 2004).

Die Erhöhung der Schmerzschwelle von Druck- und Temperatur konnte bei Patienten mit Beschwerden am Ellenbogen gezeigt werden und ebenso eine Hypalgesie des Druckschmerzes am Ellenbogen und an der Schulter (Paungmali et al. 2003, Teys et al. 2008, Vincenzino 2001). Weitere Untersuchungen zu den neurophysiologischen Effekten der MWM an der Wirbelsäule belegten stimulierende Effekte auf den Sympathikus in der ipsilateralen oberen Extremität durch zervikale Rotations-SNAGs in der mediozervikalen Wirbelsäule. Ähnliche Effekte beobachteten Moulson und Watson (2006) sowie Perry und Green (2009) für die untere Extremität durch den Einsatz von lumbalen SNAGs nach Mulligan.

Box 3

PEDro (Physiotherapy Evidence Database): Die australische Datenbank bietet ca. 5400 Publikationen zur physiotherapeutischen Effektivität, sie enthält für Physiotherapeuten relevante systematische Reviews (Literaturübersichten), Effektivitätsstudien und Leitlinien.

PEDro-Skala/-Score: Anhand der validierten Skala (Tab. 5.4) können die Datenbanknutzer die methodologische Qualität der aufgeführten, (randomisierten) kontrollierten Studien erkennen. Die Skala umfasst 11 Kriterien. Der maximal erreichbare Höchstwert liegt bei 10 Punkten, da das 1. Kriterium (Zulassungs-, Auswahlkriterien) nicht berücksichtigt wird (Kool 2004).

Klinische Studien

Besonders interessant für Physiotherapeuten dürften die klinischen Studien sein, die das Mulligan-Konzept in der Praxis bestätigen. Die folgenden veröffentlichten Untersuchungen zeigen positive Effekte für:

- das Bewegungsausmaß bzw. Range of Motion (Yang et al. 2007),
- den lateralen Epikondylenschmerz (Johnson 1997, Kochar u. Dogra 2002, Abbot 2001, Abbot et al. 2001, Bissett et al. 2006),
- den Grad der Dorsalflexion des oberen Sprunggelenkes (Vincenzino et al. 2006, Collins et al. 2004, Reid et al. 2007, Moiler 2006),
- Bewegung und Schmerz in der lumbalen Sagittalebene (Konstatinou et al. 2008),
- das Anheben des gestreckten Beins bei Patienten mit LWS-Beschwerden (Hall et al. 2006a, b, 2001),
- zervikogenen Schwindel (Reid et al. 2008) und
- zervikogene Kopfschmerzen (Hall et al. 2007; siehe S. 54).

Tab. 5.4 PEDro-Skala (Kool 2004)

Kriterien	Beschreibungen
1	Die Zulassungskriterien der Probanden sind deutlich beschrieben (keine Berücksichtigung im Gesamtwert).
2	Die Patienten sind durch eine anerkannte Randomisierungsmethode den Behandlungsgruppen zugewiesen worden. Nicht anerkannte Methoden sind die Randomisierung nach Geburtsdatum, Patientennummer oder alternative Zuweisung.
3	Die Randomisierung erfolgte durch eine unabhängige Person oder mit versiegelten Umschlägen (concealed).
4	Die Gruppen waren vor der Behandlung vergleichbar. Berichtet wird mindestens ein prognostisches Merkmal, das den Schweregrad der Erkrankung beschreibt und eine primäre Ergebnisvariable.
5	Die Patienten waren verblindet.
6	Die Physiotherapeuten waren verblindet.
7	Die Ergebnismessung waren verblindet. Wenn Ergebnisse bei den Patienten mit einem Fragebogen erfasst wurden, gilt die Messung als verblindet, wenn die Patienten für die Behandlung verblindet waren.
8	Ausfallquote (dropouts and lost to follow-up) in allen Gruppen unter 15 %.
9	Intention-to-treat-Analyse (Alle zu Beginn der Studie randomisierten Patienten werden am Studienende unter der ihnen anfangs zugeteilten Therapie ausgewertet, auch wenn nach der Randomisierung die Therapie abgebrochen oder die Therapiegruppe gewechselt wurde.)
10	Statistische Analyse zwischen den beiden Gruppen. (Dabei ist entscheidend, ob zwischen beiden Gruppen ein wichtiger Unterschied bezüglich der Veränderung vorliegt. Fehlerhaft ist dagegen die Beschreibung, dass die Kontrollgruppe nicht signifikante Veränderung zeigte und die Fortschritte bei der Versuchsgruppe signifikant waren, wobei die beiden Gruppen im Vorher-nachher-Vergleich analysiert werden.)
11	Mittelwert und Streuung oder Median und Inter-Quartil-Range, bei kategoriellen Variablen die Personenanzahl für jede Kategorie in allen Gruppen.

Alle genannten Studien wurden in qualitativ hochwertigen, Peer-reviewed-Zeitschriften veröffentlicht einschließlich des British Medical Journals und erreichten auf der PEDro-Skala ein Wert, der typischerweise zwischen 6–8 und 10 lag *(www.pedro.fhs.usyd.edu.au)*. (Weitere Informationen zu den Studien siehe Kapitel 5.2.3).

Reviews

Ein kritischer Review zu den veröffentlichten Studien zum Mulligan-Konzept stammt von Vincenzino (2007). Dieser Review der verfügbaren Literatur ist eine gut strukturierte Analyse des Mulligan-Konzepts, des hyopthetischen Modells des Stellungsfehlers, des biomechanischen Modells und der Schmerztheorien sowie der Wirkungen der Methoden im Hinblick auf Hypalgesie und Mobilität. Für klinische Physiotherapeuten dürfte er eine wertvolle Quelle sein, um die evidenzbasierten Techniken auf das Feld der orthopädischen Manuellen Therapie zu übertragen.

5.2.2 Publikationen: Spezielle Fragestellungen

Der folgende Text bietet Ihnen eine bequeme Literaturübersicht zu den aktuellen Forschungspublikationen über das Mulligan-Konzept. Sie ist als Werkzeug einsetzbar bei der Suche nach weiteren detaillierten Informationen in den genannten Artikeln, sodass jeder zu einer eigenen kritischen Bewertung des Themas kommen kann und diese Übersicht als Ausgangsbasis für weitere eigene Recherchen nutzen kann. Damit Sie schnell die gesuchten Informationen finden, gliedert sich das Kapitel in folgende Abschnitte:

- Reviews und deskriptiven Artikeln,
- Studien zu Mulligan's Modell des Stellungsfehlers,
- nach anatomischen Regionen geordnete Abschnitte (LWS, BWS, HWS, Kopf, Schulter, Ellenbogen, Daumen, oberes Sprunggelenk).

Am Ende jedes Abschnitts finden Sie eine kurze Literaturliste zu weiteren Veröffentlichungen über das Mulligan-Konzept. Zur Unterstützung des evidenzbasierten Ansatzes bei kontinuierlicher beruflicher Weiterbildung und praktischer Tätigkeit wurde für jeden zitierten Artikel der Cochrane-Level angegeben, und zusätzlich, wenn möglich, ein Wert auf der PEDro-Skala (siehe Box 2, 3).
Da immer mehr klinisch arbeitende Physiotherapeuten die Prinzipien des Mulligan-Konzepts anwenden, ist zu erwarten, dass die Anzahl der Wirksamkeitsbelege, die seine Anwendung stützen, beständig steigen wird. Bleibt diese Entwicklung aus, wird dieses wertvolle Konzept auf ein sekundäres oder tertiäres Evidenzniveau herabgestuft und womöglich wieder verschwinden. Akademisch ausgebildete Forscher streben daher an, die Wirkungsweisen des Mulligan-Konzepts immer besser zu verstehen und die Untersuchungen der klinischen Anwendungen fortzusetzen. Unsere Patienten und Kollegen werden letztlich die Nutznießer dieser fortwährenden Bemühungen sein.

Reviews und deskriptive Artikel

Mulligans MWM (Mobilisation mit Bewegung), Stellungsfehler und Schmerzlinderung – aktuelle Modelle in einem kritischen Literaturreview

Ziel und Methode: Damit die Einsatzgebiete der MWM begrenzt und Annahmen über die Wirkmechanismen beurteilt werden können, wurde ein Review zur aktuell relevanten Literatur durchgeführt.
Hintergrund: Es gibt eine immer größer werdende Zahl von Berichten über die klinischen Erfolge von Mulligans MWM-Behandlungen. Die häufigsten Erfolgsmeldungen betreffen eine unmittelbare und substanzielle Schmerzreduktion, die mit einer verbesserten Funktion einhergeht. Die eindrucksvollen Ergebnisse werfen Fragen zu den Wirkmechanismen der MWM-Techniken auf.
Schlussfolgerungen: Dieser Artikel bietet eine Übersicht über die Literatur zur klinischen Wirksamkeit, zu den Effekten und den mutmaßlichen Wirkmechanismen in der Behandlung von Patienten mit Beschwerden des Bewegungssystems nach dem Mulligan-Konzept bzw. dem MWM-Ansatz. Zusätzlich wird die Literatur mit Fragestellungen zu den wissenschaftlichen Biomechanik- und Schmerz-Modellen berücksichtigt. Die Autoren beziehen alle verfügbaren wissenschaftlichen Belege aus Laborversuchen mit ein. Auch die Grenzen der aufgeführten Studien und die möglichen Ausrichtungen weiterer Untersuchungen werden beleuchtet.

- *Autoren*: Vicenzino B, Paungmali A, Teys P.
- *Zeitschrift*: Manual Therapy, 2007;12(2): 98–108.
- *Design*: Review.
- *PEDro-Skala*: keine Angaben.
- *Level of Evidence*: keine Angaben.

Gelenkmanipulation in der Behandlung eines lateralen Ellenbogenschmerzes – klinische Anmerkungen

Hintergrund: Der laterale Ellenbogenschmerz oder Tennisellenbogen ist eine verbreitete Störung des Bewegungssystems, die sich durch eine typische Schmerzlokalisation und die damit verbundenen Schwierigkeiten beim Zugreifen auszeichnet. Die zugrunde liegende Pathologie ist noch nicht völlig geklärt. Allerdings spricht einiges dafür, dass es sich um keinen entzündlichen Prozess handelt, sondern eher um Schädigungen des Schmerz- und des Bewegungssystems sowie um strukturelle morphologische Veränderungen des M. extensor carpi radialis brevis und seiner Sehne. Obwohl der effizienteste Behandlungsansatz noch kontrovers diskutiert wird, nimmt die Anzahl von Veröffentlichungen zu den Effekten und den zugrunde liegenden Mechanismen der Gelenkmanipulation beim lateralen Ellenbogenschmerz zu.
Kommentar: Die vorliegenden Studie zeigt, dass eine auf den Ellenbogen, das Handgelenk sowie auf die zervikalen und thorakalen Wirbelsäulenabschnitte gerichtete Gelenkmanipulation zu klinischen Veränderungen des Schmerzes und des motorischen Systems führt. Neben der Beschreibung dieser Belege stellt der Artikel die mutmaßlich dafür verantwortlichen physiologischen Mechanismen der Gelenkmanipulation dar in Verbindung mit den beobachteten klinischen Effekten. Diese Angaben sind nützlich für die klinischen Entscheidungsprozesse in der Physiotherapie bzw. für die Auswahl

der adäquaten Behandlungsmethode für Patienten mit lateralem Ellenbogenschmerz.

- *Autoren*: Vicenzino B, Cleland J, Bissett L.
- *Zeitschrift*: Journal of Manual and Manipulative Therapy, 2007;15(1): 50–56.
- *Design*: klinischer Kommentar.

Nutzen und berichtete Wirkungen der Mobilisation mit Bewegung (MWM) bei der Behandlung von Kreuzschmerzen – eine deskriptive Querschnittsbefragung unter britischen Physiotherapeuten

Ziele: Die aktuelle Verbreitung der Methode MWM in der Behandlung von Patienten mit LWS-Schmerzen in Großbritannien feststellen. Informationen sammeln, die für spätere klinische Untersuchungen zur Wirkungsweise der MWM genutzt werden können.

Hintergrund: In der Therapie von Patienten mit LWS-Schmerzen werden am häufigsten manualtherapeutische Methoden eingesetzt, die zahlreiche Techniken umfassen.

Methode und Ergebnisse: Es wurde eine Fragebogenerhebung unter 3295 zufällig ausgewählten britischen Physiotherapeuten durchgeführt. Dabei wurde eine Rücklaufquote von 72,1 % (n = 2357) erreicht. Von diesen behandelten 48,2 % (n = 1136) Patienten mit LWS-Schmerzen, von denen wiederum 41,1 % (n = 467) die Methode MWM anwendeten. Somit umfasste die für die Analyse geeignete Gruppe 467 Therapeuten, die Patienten mit LWS-Schmerzen mittels MWM behandelten. Die meisten Antworten (51,4 %) stammten aus Einrichtungen des staatlichen Gesundheitsdienstes (National Health Service). Über die Hälfte gab an, MWM wenigstens einmal wöchentlich anzuwenden, wobei 61,9 % die MWM hauptsächlich bei Patienten mit LWS-Schmerzen einsetzten. Die Therapeuten gaben als unmittelbar nach der Anwendung der MWM auftretende Veränderungen am häufigsten einen vergrößerten Bewegungsumfang (54,4 %) an und Schmerzlinderung (27,5 %). Das spiegelt sich auch in den Ergebnissen wider, die zur Evaluation der Verbesserungen gewählt wurden. Im Mittel wurden zwei Spinalniveaus je 2–3-mal mit je 4–5 Wiederholungen mobilisiert. Die unteren Lumbalsegmente wurden häufiger behandelt. Die meisten Therapeuten gaben an, die MWM mit anderen Methoden zu kombinieren (insbesondere bei LWS-Beschwerden).

Schlussfolgerungen: Die Studie beschreibt erstmalig die gegenwärtige Praxis britischer Physiotherapeuten im Umgang mit der MWM. Die Ergebnisse werden die Studiendesigns für klinische Untersuchungen zur Wirkungsweise der Methode MWM bei Patienten mit LWS-Schmerzen beeinflussen.

- *Autoren*: Konstantinou K, Foster N, Rushton A, Baxter D.
- *Zeitschrift*: Manual Therapy, 2002;7(4): 206–214.
- *Design*: Fragebogen.

Studien zum Konzept des Stellungsfehlers

Anteriorer Stellungsfehler der Fibula nach subakutem lateralen Distorsionstrauma

Ziele: Messung des Stellungsfehlers der distalen Fibula bei Patienten mit einer subakuten lateralen Distorsion und die Beantwortung der Frage, ob es einen Zusammenhang zwischen dem Ausmaß der Schwellung und der Fibulaposition gibt.

Hintergrund: Die neueren Hinweise legen einen Stellungsfehler der Fibula bei chronisch instabilem oberen Sprunggelenk nah. Allerdings gibt es nur wenige Untersuchungen des Stellungsfehlers nach einer subakuten lateralen Distorsion.

Methode: An der Studie nahmen 11 Personen mit einer einseitigen subakuten lateralen Distorsion und 11 Personen in einer Kontrollgruppe teil. Der Wilcoxon-Rangsummentest zeigte einen signifikanten Unterschied zwischen den beiden Gruppen an (p = 0,008). Die mittlere Fibulaposition betrug 14,2 + 3,4 mm, die verletzten lateralen Malleoli waren signifikant weiter anterior positioniert als die unverletzten kontralateralen Malleoli (17,0 + 3,2 mm). Der Mann-Whitney-Test ergab einen siginifikanten Unterschied (p = 0,045) zwischen den Distorsionen und den ipsilateralen Gliedmaßen der Kontrollgruppe (16,8 + 2,3). Die Pearson-Korrelation (Produkt-Moment-Korrelation) zeigte einen starken positiven Zusammenhang zwischen der Fibulaposition und der Schwellung (r = 0,793, p = 0,004). Bei stärker geschwollenen Sprunggelenken war die Fibula am weitesten anterior positioniert. Bei subakuten Distorsionen war die Fibula im Vergleich zu den kontralateralen Malleoli weiter anterior positioniert, wobei der Stellungsfehler durch die Schwellung deutlich unterstützt wurde.

- *Autoren*: Hubbard T, Hertel J.
- *Zeitschrift*: Manual Therapy, 2008;13(1): 63–67.
- *Design*: Anwendungsbeobachtung.
- *Level of Evidence*: IV.

Fibulastellung bei Patienten die über eine immer wiederkehrende Instabilität des oberen Sprunggelenks berichten

Ziel: Bestimmen der Fibulaposition bei Patienten mit chronisch instabilem oberen Sprunggelenk.

Hintergrund: In neueren Untersuchungen kann ein Stellungsfehler der Fibula eventuell auf eine chronische Instabilität des Sprunggelenks zurückgeführt werden. Allerdings gibt es zu wenige objektive wissenschaftliche Belege dafür.

Methoden und Auswertung: Es wurden 30 Personen mit einer einseitigen chronischen Instabilität des Sprunggelenks (Altersdurchschnitt 20,3 ± 1,3 Jahre) und 30 Personen ohne anamnestische Sprunggelenkverletzungen in die Studie aufgenommen (Altersdurchschnitt 21,3 ± 3,8 Jahre). Die Studienteilnehmer bekamen einige subjektive Funktionsskalen und es wurden laterale Röntgenaufnahmen der rechten und linken Malleoli angefertigt. Außerdem wurde der Abstand zwischen dem anterioren Rand der distalen Tibia und dem anterioren Rand der distalen Fibula in Millimetern ausgemessen. Zur Bestimmung des Zusammenhangs zwischen der Fibulaposition und der chronischen Instabilität wurden nichtparametrische Verfahren der Statistik angewandt.

Ergebnisse: Es zeigte sich ein signifikanter Unterschied zwischen der Gruppe mit chronischer Instabilität und der Kontrollgruppe ($p = 0,045$) und zwischen der betroffenen und der nicht betroffenen Seite in der Gruppe mit chronischer Instabilität ($p = 0,006$). Patienten mit einer chronischen Instabilität des Sprunggelenks wiesen eine signifikant weiter anterior gelegene Fibulaposition auf der betroffenen Seite gegenüber der nicht betroffenen Seite und den Malleoli der Probanden in der Kontrollgruppe auf.

Schlussfolgerungen: Bei Patienten mit einer einseitigen chronischen Instabilität des Sprunggelenks liegt die Fibula im Vergleich zur Tibia signifikant weiter anterior. Dabei ist unklar, ob wiederholte Episoden einer Instabilität für die anteriore Fibulaposition verantwortlich sind oder ob die anteriore Position einen prädisponierenden Faktor für die Verletzung darstellt.

- *Autoren*: Hubbard T, Hertel J, Sherbondy P.
- *Zeitschrift*: Journal of Orthopaedic and sports Physical Therapy, 2006;36(1): 3–9.
- *Design*: Fallstudie.
- *Level of Evidence*: IV.

Gibt es einen Stellungsfehler im inferioren Tibiofibulargelenk bei Patienten mit akuten oder chronischen Sprunggelenkdistorsionen im Vergleich zu gesunden Personen?

- *Autoren*: Kavanaugh J.
- *Zeitschrift*: Manual Therapy, 1999;4(1): 19–24.
- *Design*: klinische Studie.
- *Level of Evidence*: III.

Studien zur LWS

Flexions-MWM-Techniken – unmittelbare Wirkungen auf das Bewegungsausmaß und die Schmerzen bei Patienten mit Kreuzschmerzen

Ziele: Die unmittelbaren Wirkungen der Flexionsmobilisationstechniken mit Bewegung (MWM) auf die Wirbelsäulenbeweglichkeit und die Schmerzen bei Patienten mit LWS-Beschwerden untersuchen.

Methode: Vorab wurde versucht, das klinische Profil der Patienten zu beschreiben, die mutmaßlich von MWM profitieren könnten. Anschließend wurde eine erläuternde Untersuchung mit einem Crossover-Design durchgeführt: plazebokontrolliert und verblindete Patienten und Untersucher. Nach einer Beurteilung durch Physiotherapeuten wurden 26 Patienten mit LWS-Schmerzen und schmerzhafter lumbaler Flexion ausgewählt, die man für eine MWM-Behandlung geeignet hielt. Die Probanden erhielten eine MWM-Behandlung und eine Plazebo-Behandlung in zufälliger Reihenfolge. Unmittelbar vor und nach jeder Intervention wurden die LWS-Flexion und -Extension sowie die Schmerzen unter Flexion mithilfe der Inklinometrie (*Anmerkung*: sportmedizinische Funktionsdiagnostik des Bewegungssystems) und einer visuellen Analogskala bestimmt.

Ergebnis: Die Beweglichkeit der Wirbelsäule nahm unter der MWM-Behandlung signifikant zu im Vergleich zu den Probanden der Plazebo-Gruppe (echte Flexion: MWM 49,28 [SD 16,4], Plazebo 45,38 [SD 14,1], $p = 0,005$; totale Flexion: MWM 76,78

[SD 22,4], Plazebo 69,78 [SD 21,5], p=0.005). Die Hauptschmerzscores veränderten sich nicht.
Schlussfolgerungen: Unter MWM kommt es unmittelbar zu einer statistisch signifikanten, wenn auch kleinen Zunahme der Wirbelsäulenbeweglichkeit, jedoch zu keiner Schmerzreduktion im Vergleich zur Plazebo-Gruppe. Durch Einführung eines klinischen Auswahlverfahrens der Probanden vor der Studie profitierten 19 (73%) von 26 Teilnehmern von der MWM-Behandlung im Hinblick auf die Beweglichkeit und/oder Schmerzintensität, während 9 Teilnehmer (35%) derartige Veränderungen aufgrund des Plazebos angaben.

- *Autoren*: Konstantinou K, Foster N, Rushton A, Baxter D, Wright C, Breen A.
- *Zeitschrift*: Journal of Manipulative and Physiological Therapeutics, 2007; 30: 178–185.
- *Design*: klinische Studie.
- *PEDro-Skala*: 5/10 (bestätigt).
- *Level of Evidence*: III.

Mulligans Bent-Leg-Raise-Technik (BLR) – eine randomisierte Vorstudie zu den unmittelbaren Effekten einer einzelnen Anwendung

Ziel: Das Untersuchen der Wirkungen einer einzelnen Anwendung der Bent-leg-raise-(BLR)-Technik nach Mulligan auf das Bewegungsausmaß und der Schmerzen im Verlauf von 24 Stunden bei Patienten mit Einschränkungen im Lasègue-Test und LWS-Schmerzen.
Hintergrund: Mulligans Techniken werden in der Praxis zwar häufig angewendet, ihre Effektivität ist bisher jedoch nicht sicher belegt.
Methode: Es wurden 94 Personen angerufen, von denen sich 46 mit einer Untersuchung einverstanden erklärten. Von diesen erfüllten 24 die Einschlusskriterien: ein einseitig eingeschränkter Lasègue-Test und LWS-Schmerzen. Alle Personen standen der Physiotherapie aufgeschlossen gegenüber, wurden verblindet und zufällig per Losverfahren auf die Behandlungsgruppe (n=12) oder die Kontrollgruppe (n=12) verteilt. Das Ausmaß der Einschränkung im Lasègue-Test wurde von einem verblindeten Untersucher vor, unmittelbar nach und 24 Stunden nach der Behandlung bestimmt. Entsprechend wurde auch der Schmerzgrad vor und 24 Stunden nach der Anwendung vermerkt.
Auswertung: Nach Ausgleich von Unterschieden in den Ausgangswerten des Lasègue-Tests fanden sich keine Unterschiede mehr zwischen den beiden Gruppen unmittelbar nach der Behandlung. Allerdings gab es 24 Stunden später in der BLR-Gruppe bei 71% eine Vergrößerung des Bewegungsausmaßes, was klinisch bedeutsam sein könnte. Zusätzlich fand sich eine Schmerzreduktion (1 Punkt), was jedoch für beide Gruppen zutraf.
Schlussfolgerung: Diese Vorstudie stützt in begrenztem Maße den Einsatz des BLR, doch sind weitere Untersuchungen erforderlich.

- *Autoren*: Hall T, Hardt, S, Schäfer A, Wallin L.
- *Zeitschrift*: Manual Therapy, 2006a;11(2): 130–135.
- *Design*: klinische Studie.
- *PEDro-Skala*: 6/10 (bestätigt).
- *Level of Evidence*: II.

Erste Hinweise deuten darauf hin, dass bei LWS-Beschwerden Mulligan-Techniken das Anheben des gestreckten Beines positiv beeinflussen.

Mulligan-Traktion beim Straight-Leg-Raise-Test (MTSLR) – Pilotstudie zur Erforschung der Wirkung auf den Bewegungsausschlag bei Patienten mit Kreuzschmerzen

Ziele: Bestimmen der unmittelbaren Wirkung des MTSLR auf die gestreckte Beinhebung bei Patienten mit LWS-Schmerzen, verbunden mit der Frage, ob die Anwesenheit von mechanosensitivem Nervengewebe das Ergebnis beeinflusst.
Hintergrund: Mulligan-Mobilisationstechniken werden in der klinischen Praxis häufig angewandt, ihren Nutzen unterstützen jedoch zurzeit nur wenige Belege.
Methode: Es wurden 19 Personen mit LWS-Schmerzen und einseitig eingeschränktem Straight Leg Raise (SLR) in zwei Gruppen aufgeteilt (mit und ohne mechanosensitivem Nervengewebe). Auf der symptomatischen Seite wurden das Ausmaß der Einschränkung beim SLR, die Flexion im Hüftgelenk und die posteriore Beckenrotation beim Einsetzen der Schmerzen aufgezeichnet, wozu lateral des Knies und des Beckens Goniometer eingesetzt wurden.
Ergebnisse: Nach der Intervention gab es eine signifikante Verbesserung beim SLR von 11° (95% Sicherheitswahrscheinlichkeit=9,13) (F[1,16]=34,28, p<0,001). Diese Zunahme wurde mehr der Flexion im Hüftgelenk als der Beckenrotation zugeschrieben (F[1,16] = 0,79, p = 0,388). Zudem beeinflusste der Nachweis von mechanosensitivem Nervengewebe das Ergebnis nicht signifikant (F[1,16]=0,68, p=0,42).

Schlussfolgerungen: Diese Resultate liefern vorläufige Belege für den Einsatz der Mulligan-TSLR-Technik bei der Behandlung von Patienten mit LWS-Schmerzen, wenn ein eingeschränkter Lasègue-Test vorliegt. Allerdings sind weitere kontrollierte Studien erforderlich, um die Ergebnisse zu erhärten.

- *Autoren*: Hall T, Beyerlein C, Hansson U, Teck H, Odermark M, Sainsbury D.
- *Zeitschrift*: The Journal of Manual and Manipulative Therapy, 2006b;14(2): 95–100.
- *Design*: klinische Studie.
- *Level of Evidence*: III.

Untersuchung der Effekte einer einseitig angewandten lumbalen Mobilisationstechnik auf die Aktivität des peripheren sympathischen Nervensystems in den unteren Gliedmaßen

Ziel: Vertiefung des Wissens über eine einseitig angewandte lumbale LWS-Mobilisationstechnik, indem ihre Wirkungen auf das periphere sympathische Nervensystem der unteren Gliedmaßen erforscht wird.
Hintergrund: In der physiotherapeutischen Behandlung von lumbalen Störungen werden häufig spezifische segmentale Gelenkmobilisationstechniken eingesetzt. Allerdings gibt es nur sehr wenige Belege für neurophysiologische Wirkungen und viele davon konzentrieren sich auf die Halswirbelsäule und die oberen Gliedmaßen.
Methoden: Es wurde ein doppelblindes, plazebokontrolliertes Studiendesign mit unabhängigen Gruppen gewählt, das auf der Kraftberechnung beruht. 45 gesunde Männer wurden zufällig einer von drei experimentellen Gruppen zugewiesen (Kontrollgruppe, Plazebogruppe oder Behandlungsgruppe mit einer einseitig angewandten posteroanterioren Mobilisation des linken Zygapophysealgelenk L4/L5). Die Aktivität des sympathischen Nervensystems wurde durch Aufzeichnung des elektrischen Hautwiderstandes an den unteren Gliedmaßen bestimmt, die mit einer BioPac-Einheit verbunden waren. Die Validierung der Plazebotechnik erfolgte mittels eines postinterventionalen Fragebogens.
Ergebnisse: Es zeigte sich eine signifikante Veränderung des Hautwiderstandes gegenüber dem Ausgangsniveau um 13,5 %, was spezifisch für die behandelte Seite in der Behandlungsgruppe während der Interventionsphase war (gegenüber den Bedingungen in der Plazebo- und der Kontrollgruppe).
Schlussfolgerung: Diese Untersuchung liefert vorläufige Belege dafür, dass eine einseitige posteroanteriore Mobilisationstechnik an den Zygapophysealgelenken von L4/L5 mit einer Frequenz von 2 Hz ausgeführt, zu seitenspezifischen Aktivitätserhöhungen an den unteren Gliedmaßen führt.

- *Autoren*: Perry J, Green A.
- *Zeitschrift*: Manual Therapy (im Druck).
- *Design*: klinische Studie.
- *Level of Evidence*: III.

Das blockierte Facettengelenk – Untersuchung zum Einsatz der Mobilisation mit Bewegung (MWM)

- *Autor*: Exelby L.
- *Zeitschrift*: Manual Therapy, 2001; 6(2),116–121.
- *Design*: Fallbericht
- *Level of Evidence*: V

Studien zur BWS

Akute Blockierung der BWS – Behandlung mit modifizierten SNAGs

- *Autor*: Horton J.
- *Zeitschrift*: Manual Therapy, 2002; 7(2),103–107.
- *Design*: Fallbericht.
- *Level of Evidence*: V.

Die BWS – anatomische und biomechanische Betrachtungen zur Manualtherapie

- *Autoren*: Edmonston S, Singer K.
- *Zeitschrift*: Manual Therapy, 1997;2(3): 132–143.
- *Design*: deskriptiver Artikel.

Studien zur HWS

Vorläufige Untersuchung zum Zusammenhang zwischen zervikalen SNAGs und der Aktivität des sympathischen Nervensystems an den oberen Gliedmaßen bei beschwerdefreien Personen

Ziel: Mittels indirekter Messungen den Zusammenhang zwischen zervikalen SNAGs an den Intervertebralgelenken bei C5/C6 (mit zervikaler Rechtsrotation) und der Aktivität des sympathischen Nervensystems aufzeigen.

Hintergrund: Unter klinischen Bedingungen setzen Physiotherapeuten häufig Manipulationstechniken an der Wirbelsäule zur Behandlung von Patienten mit neuromuskuloskeletalen Schmerzen und Dysfunktionen ein, obwohl die zugrunde liegenden Mechanismen nicht völlig geklärt sind. Mulligans SNAGs gehören zu diesen Techniken. Frühere Untersuchungen legten den Verdacht nahe, dass zervikale Manipulationstechniken im Gegensatz zu den zervikalen SNAGs zu aktivierenden Effekten im sympathischen Nervensystem führten und dass dies die Ursache für einen analgetischen Effekt sei.
Methoden: 16 asymptomatische Probanden nahmen an der einfach verblindeten, randomisierten Studie (Laborversuch) teil, die die Untersucher auf eine Kontroll-, Plazebo- und Behandlungsgruppe verteilten. Als Indikatoren für die Aktivität des sympathischen Nervensystems bestimmten sie die Messergebnisse des elektrischen Hautwiderstandes und der Hauttemperatur an der rechten und linken oberen Gliedmaße. Die Probanden wurden mehrfachen Messungen unterzogen.
Ergebnisse: Die zervikale SNAG-Technik führte zu einer sympathikusanregenden Reaktion, die an einer signifikanten Erhöhung des elektrischen Hautwiderstandes während der Anwendung ($p<0,0005$) sowie über einen Zeitraum von 2 Minuten danach im Vergleich zur Kontrollgruppe erkennbar war ($p=0,001$). Außerdem war eine signifikante Zunahme des elektrischen Hautwiderstandes im Vergleich zur Plazebogruppe zu verzeichnen. 2 Minuten nach der Anwendung gab es einen statistisch signifikanten Unterschied des elektrischen Hautwiderstandes zwischen der Behandlungs- und der Plazebogruppe ($p=0,01$). Bei der Hauttemperatur zeichnete sich ein abnehmender Trend in der Behandlungs- und in der Plazebogruppe gegenüber der Kontrollgruppe ab, der jedoch kein signifikantes Niveau erreichte. Es gab in allen Fällen keine offensichtlichen Unterschiede zwischen der linken und rechten oberen Gliedmaße sowohl im Hinblick auf den elektrischen Hautwiderstand als auch auf die Hauttemperatur.
Schlussfolgerungen: Die Studienergebnisse sprechen für einen sympathikusanregenden Effekt zervikaler SNAG-Technik bei asymptomatischen Probanden, der sich in den Veränderungen des elektrischen Hautwiderstandes und der Hauttemperatur bemerkbar macht. Die Bedeutung dieses sympathikusanregenden Effekts im Verhältnis zu den möglichen Mechanismen einer durch Manipulation erzeugten Analgesie werden diskutiert und weitere Untersuchungsbereiche empfohlen.

- *Autoren*: Moulson A, Watson T.
- *Zeitschrift*: Manual Therapy, 2006;11(3): 214–224.
- *Design*: klinische Studie.
- *Level of Evidence*: II.

Zervikale SNAGs – eine biomechanische Analyse

- *Autoren*: Hearn A, Rivett D.
- *Zeitschrift*: Manual therapy, 2002;7(2): 71–79.
- *Design*: deskriptiver Artikel.

Studien zum Kopfschmerz

Wirksamkeit von Selbst-SNAGs bei C1/2 in der Behandlung zervikogener Kopfschmerzen

Ziel: Die Wirkung von Selbst-SNAG im Segment C1/2 auf zervikogene Kopfschmerzen bestimmen.
Hintergrund: Zervikogene Kopfschmerzen führen oft zu deutlichen Beeinträchtigungen. Die Betroffenen weisen in jüngeren Untersuchungen eine hohe Inzidenz von C1/2-Dysfunktionen auf, was durch einen Flexionsrotationstest (FRT) ermittelt wurde. Zur Behandlung dieser Dysfunktion beschrieb Mulligan einen C1/2-Selbst-SNAG, obwohl keine Studien die Wirksamkeit dieses Behandlungsansatzes belegen konnte.
Methoden: An der randomisierten, doppelt verblindeten und plazebokontrollierten Studie nahmen 32 Personen (32 Jahre ± 3 Jahre) mit zervikogenen Kopfschmerzen teil. Sie wurden auf eine C1/2-Selbst-SNAG-Gruppe und eine Plazebogruppe randomisiert. Nach einer anfänglichen Anleitung und einer praktischen Übung in der Klinik führten die Probanden den C1/2-Selbst-SNAG zweimal täglich selbstständig zu Hause durch. Der FRT-Bereich wurde vor und unmittelbar nach der Anleitung und der Übung festgestellt. Die Kopfschmerzen wurden regelmäßig mit einem Kopfschmerz-Index bestimmt, der um einen Fragebogen vor der Intervention sowie 4 und 12 Wochen danach ergänzt wurde.
Ergebnis: Es fanden sich unter den Gruppen keine Unterschiede in den Basismessungen. Unmittelbar nach der anfänglichen Anleitung und praktischen Übung unter Leitung des Behandlers nahm der FRT-Bereich in der C1/2-Selbst-SNAG-Gruppe um 15°

(SD 9) zu ($p<0{,}001$) zu, was signifikant höher war als in der Plazebogruppe (5°, SD 5; $p<0{,}001$). Beim variablen Kopfschmerz-Index gab es einen signifikanten Zusammenhang zwischen der Gruppe und der Zeit ($p<0{,}001$), woraus sich ergibt, dass der Unterschied zwischen den Gruppen zeitabhängig ist. Es gab keinen Unterschied unter den Gruppen beim Kopfschmerz-Index in der Basismessung. Der Score für den Kopfschmerz-Index war in der C1/2-Selbst-SNAG-Gruppe (nach 4 Wochen: Durchschnitt 31, SD 9; nach 12 Wochen: Durchschnitt 24, SD 9) wesentlich kleiner als in der Plazebogruppe (nach 4 Wochen: Durchschnitt 51, SD 15; nach 12 Wochen: Durchschnitt 44, SD 13) bei jeweils $p<0{,}001$. Der Rückgang lag insgesamt in der C1/2-Selbst-SNAG-Gruppe bei 54% (SD 17%).

Patienten mit zervikogenen Kopfschmerzen können sich mit einer Eigenmobilisation (Selbst-SNAG) im Segment C1/2 nachweislich helfen.

Schlussfolgerung: Diese Ergebnisse belegen die Wirksamkeit des C1/2-Selbst-SNAG in der Behandlung von Patienten mit zervikogenen Kopfschmerzen.

- *Autoren*: Hall T, Chan H, Christensen L, Odenthal B, Wells C, Robinson K.
- *Zeitschrift*: Journal of Orthopedic and Sports Physical Therapy, 2007;37(3): 100–107.
- *Design*: klinische Studie.
- *PEDro-Skala*: 8/10 (bestätigt).
- *Level of Evidence*: I.

Klinische Evaluation des zervikogenen Kopfschmerzes – ein klinischer Blickwinkel

Ziel: Die Klinik zervikogener Kopfschmerzen anhand einer Kopfschmerzklassifikation darstellen, sodass die Kliniker die für eine Manualtherapie geeigneten Patienten leicht identifizieren können.

Hintergrund und Methode: Kopfschmerzen sind ein häufiges Symptom, von dem die Mehrheit der Bevölkerung irgendwann im Laufe ihres Lebens einmal betroffen ist. Die zugrunde liegenden Ursachen des Kopfschmerzes sind vielfältig und oft schwierig voneinander abzugrenzen. Die Klassifizierung des Kopfschmerzes basiert grundsätzlich auf der Evaluation der Kopfschmerzsymptomatik und auf der klinischen Testung. Auch wenn die Manualtherapie als Behandlungsform bei vielen Kopfschmerzformen vorgeschlagen wird, stützen die gegenwärtigen Belege lediglich die Behandlung des zervikogenen Kopfschmerzes. Dieser Kopfschmerz lässt sich von der Migräne und anderen Kopfschmerzformen durch eine eingehende Untersuchung des Bewegungssystems abgrenzen.

Schlussfolgerungen: Die Untersuchung und nachfolgende Diagnostik ist nicht nur entscheidend, um die Patienten zu bestimmen, die von einer manualtherapeutischen Behandlung profitieren würden, sondern auch, um eine Basis zur Auswahl der am besten geeigneten Behandlung für das identifizierte Beschwerdebild zu schaffen.

- *Autoren*: Hall T, Briffa K, Hopper D.
- *Zeitschrift*: Journal of Manual and Manipulative Therapy, 2008;16(2): 73–80.
- *Design*: deskriptiver Artikel.

Klinische Instabilität der oberen HWS

- *Autoren*: Lincoln J.
- *Zeitschrift*: Manual Therapy, 2000;5(1): 41–46.
- *Design*: Fallbericht.
- *Level of Evidence*: V.

Studie zum Schwindel

SNAGs als wirksame Behandlungsform bei zervikogenem Schwindel

Ziel: Die Wirksamkeit von SNAGs bei Patienten mit zervikogenem Schwindel bestimmen.

Hintergrund: Der zervikogene Schwindel tritt typischerweise zusammen mit zervikalen Schmerzen oder Kopfschmerzen auf.

Methoden: Es handelt sich um eine doppelt verblindete, randomisierte, kontrollierte klinische Studie. 34 Patienten mit zervikogenem Schwindel wurden zufällig auf zwei Gruppen verteilt: 17 Patienten mit 4–6 SNAG-Behandlungen und 17 Patienten mit einer Plazebobehandlung (falsch eingestellter Laser). Die Teilnehmer wurden vor der Behandlung, nach der letzten Behandlung sowie 6 und 12 Wochen danach von einem verblindeten Untersucher beurteilt. Die Hauptkriterien waren Schwere des Schwindels, Bewegungseinschränkung, Frequenz des Schwindels, Schwere der zervikalen Schmerzen und allgemeine wahrgenommene Auswirkungen. Das Gleichgewicht und das zervikale Bewegungsausmaß waren sekundäre Parameter.

Ergebnisse: Die SNAG-Gruppe beklagte nach der Behandlung sowie 6 und 12 Wochen später weniger ($p<0{,}05$) Schwindel, einen niedrigeren Score beim Dizziness Handicap Inventory (DHI, standardisierter Fragebogen für Patienten mit Schwindel und Gleichgewichtsstörungen; $p<0{,}05$), eine geringere Schwindelhäufigkeit ($p<0{,}05$) und we-

niger zervikale Schmerzen ($p<0,05$). In der Plazebogruppe zeigten sich signifikante Veränderungen ($p<0,05$) lediglich 12 Wochen nach der Behandlung bei 3 Parametern: Schwere des Schwindels, DHI und Schwere der zervikalen Schmerzen. Im Vergleich zu der Plazebogruppe gleich nach der Behandlung und nach 6 Wochen zeigten sich in der SNAG-Gruppe weniger Schwindel ($p<0,05$), geringere DHI-Scores ($p<0,05$) und weniger zervikale Schmerzen ($p<0,05$). Das Gleichgewicht bei extendiertem Hals verbesserte sich in der SNAG-Gruppe ebenso ($p<0,05$) wie der Bewegungsbereich in Extension ($p<0,05$). Keine Verbesserung des Gleichgewichts oder des Bewegungsbereichs fand sich in der Plazebogruppe.
Schlussfolgerungen: Die SNAG-Behandlung hatte einen unmittelbaren und statistisch signifikant anhaltenden Effekt für die Verringerung von Schwindel, zervikalen Schmerzen und für die Bewegungseinschränkung aufgrund der zervikalen Dysfunktion.

- *Autoren*: Reid S, Rivett D, Katekar M, Callister R.
- *Zeitschrift*: Manual Therapy, 2008;13(4): 357–366.
- *Design*: klinische Studie.
- *Level of Evidence*: I.

Studien zur Schulter

Mobilisationstechniken bei Patienten mit Periarthritis humeroscapularis (Frozen Shoulder) – randomisierte Studie mit mehreren Behandlungen
Ziel: Nachweis der Wirksamkeit von Mobilisationstechniken bei Patienten mit Periarthritis humeroscapularis.
Hintergrund: Die Ätiologie der Periarthritis humeroscapularis ist unklar. Das Krankheitsbild zeichnet sich durch eine aktive und passive Abnahme der Beweglichkeit im Schultergelenk aus (Miller 1999, Mulligan 2006, Miller 2002). Zu den klinischen Beschwerden zählen Schmerzen, eingeschränkte Beweglichkeit und muskuläre Schwäche durch Minderbeanspruchung (Miller 1999, Mulligan 1986, 2006). Die Anamnese bleibt undeutlich.
Methoden und Auswertung: Aufgrund der Durchführung von Techniken (Mid-range- und End-range-Mobilisation mit oder ohne intraskalener Blockade des Plexus brachialis), eines Mangels an quantitativen und qualitativen Bewertungskriterien, eines ungeeigneten Studiendesigns (Fallstudien und klinische Studien ohne Kontrollen) sowie des Einsatzes anderer Behandlungsmodalitäten (häusliches Training, heiße und kalte Anwendungen) lässt die Untersuchung keine Schlüsse zur Wirksamkeit von Mobilisationen bei Patienten mit Periarthritis humeroscapularis zu.

- *Autoren*: Yang J, Chang C, Chen S, Wang S, Lin J.
- *Zeitschrift*: Physical Therapy, 2007;87(10): 1307–1315.
- *Design*: klinische Studie.
- *PEDro-Skala*: 7/10 (bestätigt).
- *Level of Evidence*: II.

Initiale Wirkung der MWM nach Mulligan auf das Bewegungsausmaß und die Druckschmerzschwelle bei schmerzhafter Schultereinschränkung
Ziel: Die initiale Wirkung der MWM nach Mulligan auf die Beweglichkeit im Schultergelenk (Skapulaebene) und auf die Druckschmerzschwelle bei Patienten mit anterioren Schulterschmerzen erforschen.
Hintergrund: Man weiß nur wenig über die spezifischen manualtherapeutischen Techniken in der Behandlung von Patienten mit einer schmerzhaften Schultereinschränkung sowie ihre Wirkungen auf das Bewegungsausmaß (Range of Movement, ROM) und die Druckschmerzschwelle (Pressure Pain Threshold, PPT).
Methoden: Es wurden 24 Personen (11 Männer, 13 Frauen) wiederholt in einer doppelblinden, randomisiert-kontrollierten Studie mit einem Crossover-Design untersucht. Der Bewegungsbereich und die Druckschmerzschwelle wurden vor und nach der Anwendung in der MWM-, Plazebo- und Kontrollgruppe bestimmt.
Ergebnisse: Unmittelbar nach der Behandlung traten signifikante und klinisch bedeutende Verbesserungen sowohl im Hinblick auf das Bewegungsausmaß (15,3 %, $F(2,46)=16,31$; $p=0,00$) als auch auf die Druckschmerzschwelle auf (20,2 %, $F(2,46)=3,44$; $p=0,04$).
Schlussfolgerungen: Die Ergebnisse belegen eine unmittelbare Wirkung der Technik auf den Bewegungsbereich und die Druckschmerzschwelle bei Patienten mit schmerzhaft eingeschränkter Beweglichkeit im Schultergelenk.

MWM verbessert die Beweglichkeit bei schmerzhaft eingeschränkten Schultergelenken.

- *Autoren*: Teys P, Bisset L, Vicenzino B.
- *Zeitschrift*: Manual Therapy, 2008; 13(1): 37–42.

- *Design*: klinische Studie.
- *PEDro-Skala*: 6/10 (bestätigt).
- *Level of Evidence*: II.

Verbesserte Schulterfunktion nach spinaler Mobilisation mit Armbewegungen bei einem 50-jährigen Golfer mit Schulter-, Arm- und Nackenschmerzen

- *Autoren*: Scraringe J, Kawaoka C, Studt T.
- *Zeitschrift*: Topics in Clinical Chiropractic, 2002; 9(13): 44–54.
- *Design*: Fallstudie.
- *PEDro-Skala*: keine Angaben.
- *Level of Evidence*: V.

Vergleich zwischen Techniken der Manuellen Therapie und therapeutischen Übungen, in der Behandlung eines Impingement-Syndroms der Schulter

- Autoren: Kachingwe AF, Philips B, Sletten E, Plunkett SW.
- *Zeitschrift*: The Journal of Manual & Manipulative Therapy, 2008;16(4): 238–247.
- *Design*: Randomisiert kontrollierte klinische Pilotstudie.
- *Level of Evidence*: II.

MWM kombiniert mit Training ist mittel- und langfristig wirksam bei Patienten mit Tennisellenbogen.

Studien zum Ellenbogen

Mobilisation mit Bewegung (MWM) und Training, Kortikosteroidinjektion oder Abwarten beim Tennisellenbogen – eine randomisierte Studie

Ziel: Bei Patienten mit Tennisellenbogen die Wirkung der Physiotherapie im Vergleich zu Kortikoidinjektionen oder reinem Abwarten im Verlauf eines Jahres untersuchen.

Methoden: Es handelte sich um eine einfach verblindete, randomisierte und kontrollierte Studie in Brisbane, Australien, an der 198 Patienten mit der klinischen Diagnose eines Tennisellenbogens zwischen 18 und 65 Jahren teilnahmen. Die Patienten hatten seit mindestens 6 Wochen Beschwerden und mussten sich in den vergangenen 6 Monaten keiner anderen ärztlichen Behandlung unterziehen. Die Intervention bestand aus 8 physiotherapeutischen Sitzungen (MWM), Kortikoidinjektionen oder Abwarten. Die Hauptparameter waren allgemeine Besserung, Greifkraft und die Einschätzung des Schweregrades durch einen Assistenten zu Beginn, nach 6 Wochen und nach 1 Jahr.

Ergebnisse: Die Kortikoidinjektionen zeigten nach 6 Wochen einen signifikant besseren Effekt, jedoch mit einer hohen Rezidivrate (47 von 65) und einem signifikant schlechteren langfristigen Ergebnis im Vergleich zur Physiotherapie. Die Physiotherapie war dem bloßen Abwarten kurzfristig überlegen. Kein Unterschied war nach 52 Wochen feststellbar, wenn die meisten Teilnehmer beider Gruppen genesen waren. Die Teilnehmer der physiotherapeutisch behandelten Gruppe verlangten im Gegensatz zu den Gruppen mit Injektionen oder reinem Abwarten seltener nach zusätzlichen Behandlungen wie der Gabe nichtsteroidaler Antiphlogistika.

Schlussfolgerungen: Die Kombination von Physiotherapie (MWM) mit Training ist bloßem Abwarten in den ersten 6 Wochen und Kortikoidinjektionen nach 6 Wochen überlegen. Sie ist somit mittel- und langfristig eine gute Alternative zur Injektionstherapie. Die signifikanten kurzfristigen Vorteile von Kortikoidinjektionen kehren sich paradoxerweise nach 6 Wochen mit einer hohen Rezidivrate um. Man sollte diese Behandlung bei Patienten mit Tennisellenbogen deshalb nur sehr vorsichtig einsetzen.

- *Autoren*: Bissett L, Beller E, Jull G, Brooks P, Darnell R, Vicenzino B.
- *Zeitschrift*: British Medical Journal, 2006; 333(4): 939–945.
- *Design*: klinische Studie.
- *PEDro-Skala*: 8/10 (bestätigt).
- *Level of Evidence*: I.

Naloxon vermag initiale hypalgetische Wirkungen der Manualtherapie beim lateralen Ellenbogenschmerz nicht zu antagonisieren

Ziel: Den Effekt einer Naloxongabe auf die Hypalgesie durch MWM untersuchen.

Hintergrund: Jüngere Untersuchungen haben gezeigt, dass die Mobilisation mit Bewegung (MWM) des Ellenbogengelenks nach Mulligan zu einer substanziellen und unmittelbaren Schmerzlinderung beim chronischen lateralen Ellenbogenschmerz führt. Die schmerzfreie Greifkraft steigerte sich um 48 %. Der hypalgetische Effekt dieser peripheren Mobilisationstechnik ist weitaus stärker als der bereits im Rahmen der spinalen manualtherapeutischen Behandlung beschriebene Effekt.

Dies führte zu der Überlegung, dass die Technik der peripheren Manualtherapie sich von den Wirkmechanismen der spinalen Manualtherapie unterscheidet. Naloxonantagonismus und -toleranzstudien, die mit allgemein anerkannten Testverfahren zur Identifizierung endogener opioidvermittelter Schmerzkontrollmechanismen arbeiten, zeigten, dass an der spinalen manualtherapeutisch induzierten Hypalgesie keine opioiden Mechanismen beteiligt sind (*Anmerkung*: Naloxon hemmt die Aufnahme von Opiaten).

Methoden: 18 Personen mit lateralem Ellenbogenschmerz erhielten in einer randomisierten, kontrollierten Studie zur Evaluation der Naloxonwirkung bei MWM-induzierter Hypalgesie Naloxon, Kochsalzlösung oder eine substanzlose Kontrollinjektion. Parameter waren die schmerzfreie Greifkraft, die Druckschmerz- und die Hitzeschmerzschwelle sowie der Provokationstest 2b des Nervengewebes der oberen Extremität.

Ergebnisse: Naloxon hemmt die initiale Hypalgesie der MWM nicht. Dies spricht für einen nicht opioidalen Wirkmechanismus.

Schlussfolgerungen: Die untersuchte periphere Mobilisationstechnik scheint einen ähnlichen Effekt zu haben, wie die bereits untersuchte spinale manualtherapeutische Technik. Dies spricht für eine nicht opioidal vermittelte Hypalgesie nach Manualtherapie (MWM).

- *Autoren*: Paungmali A, O'Leary S, Souvlis Tina, Vicenzino B.
- *Zeitschrift*: Journal of Manipulative Physiological Therapeutics, 2004;27: 180–185.
- *Design*: klinische Studie.
- *PEDro-Skala*: 7/10 (bestätigt).
- *Level of Evidence*: II.

Hypalgetische und sympathoexzitatorische Effekte der Mobilisation mit Bewegung (MWM) bei lateralem Ellenbogenschmerz

Ziel: In dieser Studie wird die MWM bei Patienten mit lateralem Ellenbogenschmerz untersucht, um herauszufinden, ob diese Intervention ähnliche Wirkungen erzielen kann, wie die spinale Manipulation.

Hintergrund: Mulligan ging von einem Nutzen der Mobilisation mit Bewegung (MWM) bei Patienten mit lateralem Ellenbogenschmerz aus. Wirkungen der spinalen Manipulation sind dokumentiert.

Methoden: 7 Frauen und 17 Männer (48,5 Jahre ±7,2) mit chronischem lateralen Ellenbogenschmerz nahmen an der Studie teil, die mit einer Plazebo- und einer Kontrollgruppe sowie mit wiederholten Messungen durchgeführt wurde, um zu evaluieren, ob die MWM am Ellenbogen gleichzeitig hypalgetische und sympathoexzitatorische Effekte erzielen kann.

Ergebnisse: Bei der Behandlung zeigten sich eine initiale Hypalgesie und gleichzeitig ein sympathoexzitatorischer Effekt. Die Schmerzlinderung führte zu einer erhöhten schmerzfreien Greifkraft und zu einer höheren Druckschmerzschwelle. Die erhöhte Herzfrequenz, der erhöhte Blutdruck sowie die vermehrte Schweißbildung und andere, gesteigerte vasomotorische Funktionen der Haut belegen die Sympathikusaktivierung.

Schlussfolgerung: Die MWM-Technik für das Ellenbogengelenk besitzt eine ähnliche physiologische Wirkung, wie sie für verschiedene Manipulationstechniken der Wirbelsäule beschrieben ist.

- *Autoren*: Paungmali A, O'Leary S, Souvlis T, Vicenzino B.
- *Zeitschrift*: Physical Therapy, 2003;83(4): 373–383.
- *Design*: klinische Studie.
- *PEDro-Skala*: 8/10 (bestätigt).
- *Level of Evidence*: II.

Spezifische Manipulationstherapie beim lateralen Ellenbogenschmerz erzeugt einmalige charakteristische Hypalgesie

Ziel: Den Wirkmechanismus der Schmerzreduzierung bei Patienten mit lateralem Ellenbogenschmerz wissenschaftlich nachweisen.

Hintergrund: Die Behandlung des lateralen Ellenbogenschmerzes ist ein häufig genutztes Modell für Schmerzen des Bewegungssystems bei der Evaluation vieler physiotherapeutischer Maßnahmen und bleibt weiterhin eine Art Rätsel. Die Verfechter einer neuen Behandlungstechnik MWM zum lateralen Ellenbogenschmerz berichten von einer substanziellen und rasch einsetzenden Schmerzlinderung, obwohl die experimentellen Belege dafür bislang fehlen.

Methoden: In einer randomisierten, doppelblinden, plazebokontrollierten Studie mit Mehrfachmessungen wurde der initiale Effekt dieser neuen Behandlung an 24 Patienten mit einseitigem, chronischem lateralen Ellenbogenschmerz untersucht.

Die schmerzfreie Greifkraft wurde in der Anwendungs-, in der Plazebo- und in der Kontrollgruppe als Ergebnisparameter vor, während und nach der Intervention bestimmt. Die Druckschmerzschwelle wurde ebenfalls vor und nach den Anwendungen in den drei Gruppen bestimmt.

Ergebnisse: Die Ergebnisse belegen eine signifikante und substanzielle Zunahme der schmerzfreien Greifkraft von 58% (bezogen auf das Soll von 60 N) in der Behandlungsgruppe, jedoch nicht in der Plazebo- oder Kontrollgruppe. Im Gegensatz dazu war die Veränderung bei der Druckschmerzschwelle mit 10% nach der Behandlung zwar größer als in der Plazebo- und Kontrollgruppe, allerdings deutlich geringer als die Veränderung der schmerzfreien Greifkraft. Dieser Effekt trat nur in der betroffenen Gliedmaße auf.

Schlussfolgerung: Die selektive und spezifische Wirkung der Behandlungstechnik liefert einen wertvollen Einblick in die Modulation von muskuloskeletalen Schmerzen und verlangt nach weiterer Forschung.

- *Autoren*: Vicenzino B, Paungmali A, Buratowski S, Wright A.
- *Zeitschrift*: Manual therapy, 2001;6(4): 205–212.
- *Design*: klinische Studie.
- *PEDro*-Skala: 5/10 (bestätigt).
- *Level of Evidence*: II.

Wirksamkeit eines spezifischen physiotherapeutischen Behandlungsregimes bei Patienten mit Tennisellenbogen

Ziel: Den Effekt der Mulligan-Mobilisation (MWM als manualtherapeutische Methode) kombiniert mit Ultraschallbehandlungen vergleichen mit alleinigen Ultraschallbehandlungen.

Methoden: Es nahmen 66 Patienten teil (36 Männer, 30 Frauen, Altersdurchschnitt 41 Jahre). Von diesen wurden per Los 46 zufällig auf zwei Behandlungsgruppen verteilt. Die übrigen 20 bildeten die Kontrollgruppe. Die erste Gruppe wurde mit einer kombinierten Therapie aus MWM und Ultraschall behandelt, während die zweite Gruppe zehn Sitzungen (innerhalb von 3 Wochen) mit alleiniger Ultraschallanwendung erhielt. Für die Teilnehmer beider Gruppen folgte nach 10 Behandlungen ein 9-wöchiges, progressives Trainingsprogramm, um die Muskelkraft zu verbessern und die Rückkehr zum Arbeitsplatz zu erleichtern. Die Teilnehmer beider Gruppen wurden wöchentlich bis zum Ende der 12 Wochen untersucht. Vier Ergebnisparameter wurden eingesetzt: Schmerzempfinden (ermittelt mittels visueller Analogskala, VAS), isometrische Greifkraft, Gewicht und die Patientenzufriedenheit (Fragebogen zur subjektiven Patientenzufriedenheit).

Ergebnisse: Am Ende der Therapie nach 12 Behandlungswochen fanden sich Verbesserungen in der VAS, beim Gewichtstest und bei der Greifkraft sowohl in der MWM-Gruppe ($p<0{,}01$, 0,01, 0,01) als auch in der alleinigen Ultraschallgruppe ($p<0{,}01$, 0,05, 0,05). In der MWM-Gruppe war die Verbesserung gegenüber der Ultraschallgruppe und der Kontrollgruppe größer im Hinblick auf die VAS ($p<0{,}05$, 0,05), den Gewichtstest ($p<0{,}01$, 0,001) und die Greifkraft (NS, $p<0{,}05$). Die Ultraschallgruppe war der Kontrollgruppe bei der VAS ($p<0{,}05$) und beim Gewichtstest ($p<0{,}01$) überlegen, der Unterschied war bei der Greifkraft jedoch nicht signifikant. Die Mulligan-Gruppe zeigte bei den meisten Parametern ab der ersten Woche Verbesserungen, während sich die Werte in der Ultraschallgruppe erst ab der zweiten Woche besserten. Der Patientenbeurteilungsscore verbesserte sich in der Mulligan-Gruppe ($p<0{,}05$) und in der Ultraschallgruppe nach 3 Wochen signifikant ($p<0{,}05$). Nach 12 Wochen war der Unterschied allerdings nicht mehr signifikant.

Schlussfolgerung: Die Erweiterung einer Tennisellenbogenbehandlung mit Ultraschall und progressivem Training um die Mulligan-Mobilisation führt zu einer verbesserten und rascheren Erholung.

- *Autoren*: Kochar M, Dogra A.
- *Zeitschrift*: Physiotherapy, 2002;88(6): 333–341.
- *Design*: klinische Studie.
- *PEDro-Skala*: 4/10 (bestätigt).
- *Level of Evidence*: II.

Pilotstudie zum erforderlichen manuellen Kraftaufwand bei der Erzeugung einer Hypalgesie durch Manipulation

Ziel: Den Zusammenhang zwischen der aufgewendeten Kraft während des Ausführens einer Technik und den damit verbundenen hypalgetischen Effekt untersuchen.

Hintergrund: Die Optimierung biomechanischer Behandlungsvariablen wie der Ansatzpunkt der

Kraft, die Richtung der Kraft und das Niveau der aufgewendeten Kraft gelten klassischerweise als Grundlage eines optimalen Verfahrens in der Manipulationstherapie. Die Manipulationstherapie wird häufig zur Schmerzlinderung eingesetzt. Dieser Behandlungseffekt wird vielfach in seinem neurophysiologischen Zusammenhang untersucht, aber nur selten in seinem biomechanischen.

Methoden: Die randomisierte, einfach verblindete Untersuchung mit wiederholten Messungen umfasste eine laterale Gleitmobilisation mit Bewegung an einem symptomatischen Ellenbogengelenk bei 6 Patienten mit lateralem Ellenbogenschmerz. Es wurden 4 verschiedene Kraftniveaus zufällig eingesetzt, die über eine flexible, mit Drucksensoren bestückte Matte, gemessen wurden, während der Patient einen Test auf schmerzfreie Greifkraft durchführte.

Ergebnisse: Der standardisierte manuelle Kraftaufwand schwankte zwischen 0,76 und 4,54 N/cm bzw. 95 % Konfidenzintervall. Die schmerzfreie Greifkraft, ausgedrückt als prozentuale Veränderung gegenüber Werten vor der Behandlung, war bei manuellem Kraftaufwand über 1,9 N/cm (p ¼ = 0,014) signifikant größer.

Schlussfolgerung: Die Studie liefert, wenn auch nur im Rahmen einer Pilotstudie, vorläufige Belege dafür, dass es für die Manipulation mit Bewegung (MWM) ein optimales Niveau der aufgewendeten Kraft gibt, um den hypalgetischen Effekt zu verbessern.

- *Autoren*: McLean S, Naish R, Reed L, Urry S, Vicenzino B.
- *Zeitschrift*: Clinical Biomechanics, 2002;17(2): 77–82.
- *Design*: klinische Studie.
- *Level of Evidence*: II.

Gelenkmanipulation in der Behandlung des lateralen Ellenbogenschmerzes – ein klinischer Kommentar

Diese Übersichtsarbeit enthält wichtige Informationen zur Entscheidungsfindung der geeigneten Therapieform für Patienten mit lateralem Ellenbogenschmerz (siehe unter „Reviews und deskriptive Artikel“ im gleichen Kapitel S. 66 und 69).

- *Autoren*: Vicenzino B, Cleland J, Bissett L.
- *Zeitschrift*: Journal of Manual and Manipulative Therapy, 2007;15(1): 50–56.
- *Design*: klinischer Kommentar.

Lateraler Ellenbogenschmerz: eine muskuloskeletale physiotherapeutische Perspektive

- *Autor*: Vicenzino B.
- *Zeitschrift*: Manual Therapy, 2003;8(2): 66–79.
- *Beschreibung*: deskriptiver Artikel.

Initiale Wirkung der Mobilisation mit Bewegung am Ellenbogen auf die Greifstärke bei Patienten mit lateralem Ellenbogenschmerz

- *Autoren*: Abbott J, Patla C, Jensen R.
- *Zeitschrift*: Manual Therapy, 2001;6(3): 163–169.
- *Design*: klinische Studie.
- *Level of Evidence*: III.

Mobilisation mit Bewegung am Ellenbogen bei Patienten mit lateralem Ellenbogenschmerz beeinträchtigt den Bewegungsbereich der Schulter

- *Autor*: Abbott J.
- *Zeitschrift*: Manual Therapy, 2001;6(3): 170–177.
- *Design*: klinische Studie.
- *Level of Evidence*: III.

Wirkung einer neuen manipulativen physiotherapeutischen Technik beim Tennisellenbogen – eine Einzelfallstudie

- *Autoren*: Vicenzino B, Wright A.
- *Zeitschrift*: Manual Therapy, 1995;1(1): 30–35.
- *Design*: Fallbericht.
- *Level of Evidence*: V.

Systematische Literaturstudie über die Effektivität der Manuellen Therapie in der Behandlung des lateralen Ellenbogenschmerzes

- *Autoren*: Herd CR, Meserve BB
- *Zeitschrift*: The Journal of Manual & Manipulative Therapy, 2008;16(4): 225–237.
- *Design*: Review
- *PEDro-Skala*: keine Angaben.
- *Level of Evidence*: keine Angaben.

Studien zum Daumen

Mobilisation mit Bewegung als zusätzliche Intervention bei einem Patienten mit komplizierter De Quervain-Tenosynovitis – ein Fallbericht

- *Autor*: Backstrom K.
- *Zeitschrift*: Journal of Orthopaedic and Sports Physical Therapy, 2002;32(3): 86–97.

- *Design*: Fallbericht.
- *Level of Evidence*: V.

Mulligans Mobilisation mit Bewegung am Daumen – ein Fallbericht unter Einsatz des NMR zur Evaluation der Hypothese des Stellungsfehlers

- *Autoren*: Hsieh C, Vicenzino B, Yang C, Huz M, Yangz C.
- *Zeitschrift*: Manual Therapy, 2002;7(1): 44–49.
- *Design*: Fallbericht.
- Level of Evidence: V.

Behandlung einer traumatischen Daumenverletzung mittels Mobilisation mit Bewegung

- *Autor*: Folk B.
- *Zeitschrift*: Manual Therapy, 2001;6(3): 178–182.
- *Design*: Fallbericht.
- *Level of Evidence*: V.

Studien zum oberen Sprunggelenk

Initiale Veränderungen beim posterioren Talusgleiten und bei Dorsalflexion im oberen Sprunggelenk nach Mobilisation mit Bewegung (MWM) bei Patienten mit wiederholten Distorsionen

Ziel: Die Studie diente der Evaluierung der initialen Wirkung von 2 MWM-Behandlungen mit und ohne Belastung auf das posteriore Talusgleiten und die Dorsalflexion bei Patienten mit wiederholten Distorsionen des oberen Sprunggelenkes.

Hintergrund: MWM-Techniken werden gewöhnlich zur Behandlung von Schmerzen im Bewegungssystem eingesetzt, wie etwa bei lateralen Sprunggelenkdistorsionen. Neuere Belege zeigen auf, dass wiederholte laterale Sprunggelenkdistorsionen oft mit einer Einschränkung des posterioren Talusgleitens und der Dorsalflexion im Sprunggelenk unter Belastung verbunden sind. Zur MWM des Sprunggelenks gehört auch das Kombinieren der posterioren Talusgleitmobilisation mit der aktiven Dorsalflexion. Die wiederholte Sprunggelenkdistorsion und die MWM-Techniken sind offenbar ein geeigneter Ansatz zur weiteren Evaluation der Wirkungen und Mechanismen einer MWM-Intervention, da sie bis heute noch nicht getestet sind.

MWM bewirkt eine sofortige Verbesserung der Beweglichkeit bei subakuten Distorsionen des Sprunggelenks.

Methoden: Durchgeführt wurde eine doppelblinde, randomisierte experimentelle Crossover-Studie mit wiederholten Messungen einschließlich einer unbehandelten Kontrollgruppe. In der Studie wurden 16 Personen (Altersdurchschnitt 19,8 ± 2,3 Jahre) untersucht mit anamnestisch wiederholten Distorsionen des Sprunggelenks und eingeschränktem posterioren Talusgleiten (71 %) sowie eingeschränkter Dorsalflexion unter Belastung (34 %). Es wurde ein Within-Subjects-Design zur Evaluation der Wirkung von zwei Variablen eingesetzt:

- Behandlungsbedingungen (belastete MWM, unbelastete MWM und eine unbehandelte Kontrollgruppe) und
- Zeitpunkt (vor und nach der Behandlung) der abhängigen Variablen posteriores Talusgleiten und Dorsalflexion unter Belastung.

Ergebnisse: In den Gruppen der belasteten und der unbelasteten MWM verbesserte sich das posteriore Talusgleiten signifikant um 55 % bzw. 50 % des Defizites vor der Behandlung zwischen der behandelten und der unbehandelten Seite. Es war signifikant größer als in der Kontrollgruppe ($p < 0,001$). Die belastete und unbelastete MWM-Behandlungstechnik steigerte die belastete Dorsalflexion um 26 % ($p < 0,017$) im Vergleich zu 9 % in der Kontrollgruppe. Die Veränderungen beim posterioren Talusgleiten, ausgedrückt in Prozent des Vorbehandlungsdefizites, korrelierte mit der Veränderung der belasteten Dorsalflexion ($r = 0,88$, $p < 0,001$), jedoch nur nach der belasteten MWM-Technik.

Schlussfolgerungen: Diese vorläufige Untersuchung zeigt eine initial verbessernde Wirkung einer MWM-Behandlung für das posteriore Talusgleiten und die Dorsalflexion bei Patienten mit wiederholten Distorsionen des Sprunggelenks. Die Ergebnisse legen nahe, dass die Technik Teil der Rehabilitationsprogramme bei Patienten mit wiederholten Sprunggelenkdistorsionen sein sollte. Die Studie rechtfertigt Follow-up-Studien zu den langfristigen Effekten der MWM bei lateralen Sprunggelenkdistorsionen und legt weitere Arbeiten zur Untersuchung des posterioren Talusgleitens nahe.

- *Autoren*: Vicenzino B, Branjerdporn P, Teys P, Jordan K.
- *Zeitschrift*: Journal of Orthopaedic and Sports Physical Therapy, 2006; 36(7): 464–471.
- *Design*: klinische Studie.
- *PEDro-Skala*: 7/10 (bestätigt).
- *Level of Evidence*: II.

Wirksamkeit der Mobilisation mit Bewegung (MWM) bei Patienten mit eingeschränkter Dorsalflexion nach wiederholten Sprunggelenkdistorsionen – eine Crossover-Studie

Ziel: Auch wenn die Vergrößerung des Bewegungsausmaßes zu den Hauptzielen einer manualtherapeutischen Intervention zählt, sind Wirksamkeitsstudien zur Evaluation der Behandlungswirkung auf die Beweglichkeit selten. Ziel dieser Studie war die Evaluation der Wirkung einer talokruralen MWM-Behandlung für das Ausmaß der Dorsalflexion bei Patienten mit einem verminderten Bewegungsbereich nach lateraler Distorsion des Sprunggelenks.

Methoden: An der Untersuchung nahmen 23 Patienten mit wiederholten einseitigen Sprunggelenkdistorsionen in den vergangenen zwei Jahren und eingeschränkter Dorsalflexion unter Belastung teil. Es wurde ein Crossover-Design eingesetzt mit zufälliger Verteilung der Teilnehmer auf eine MWM- oder eine Plazebogruppe. Nach einer Woche erhielten die Patienten die jeweils andere Anwendung. Die Dorsalflexion wurde anhand eines belasteten Ausfallschrittes bestimmt.

Ergebnisse: Die Veränderung der Dorsalflexion nach MWM-Anwendung (0,63–0,89 cm) war signifikant größer ($p<0{,}02$) als die Veränderung nach der Plazeboanwendung (0,18–0,35 cm).

Schlussfolgerungen: Diese Ergebnisse sprechen dafür, dass eine talokrurale MWM-Behandlung die Dorsalflexion im oberen Sprunggelenk unmittelbar nach der Behandlung verbessert. Damit sind auch weitere Untersuchungen zur Evaluation der Wirksamkeit multipler Behandlungen für die Funktion gerechtfertigt.

- *Autoren*: Reid A, Birmingham T, Alcock G.
- *Zeitschrift*: Physiotherapy Canada, 2007;59(3): 166–172.
- *Design*: klinische Studie.
- *PEDro-Skala*: 6/10 (bestätigt).
- *Level of Evidence*: II.

Initiale Effekte der Mobilisation mit Bewegung (MWM) nach Mulligan auf die Dorsalflexion und die Schmerzen bei subakuter Distorsion des Sprunggelenks

Ziel: Beantworten der Fragestellung, ob eine MWM die talokrurale Dorsalflexion verbessert.

Hintergrund: Physiotherapeuten verwenden häufig Manipulationstechniken, um Dysfunktionen und Schmerzen nach Sprunggelenkdistorsionen zu behandeln. Die talokrurale Dorsalflexion ist eine der Haupteinschränkungen nach einer Distorsion. Erfahrungsgemäß lindert die Methode MWM die Schmerzen in subakuten Fällen.

Methoden: 14 Patienten mit subakuter lateraler Sprunggelenkdistorsion Grad II nahmen an der doppelblinden, randomisierten kontrollierten Studie mit wiederholten Messungen teil, die die initialen Effekte einer MWM-Behandlung sowohl auf die belastete Dorsalflexion als auch auf die Druck- und Temperaturschmerzschwelle bestimmte. Dieselben 14 Patienten fungierten auch als Probanden der Kontrollgruppe, indem sie die unverletzte Extremität für die Untersuchung zur Verfügung stellten. Auf der Seite mit der subakuten Distorsion wurden das dorsalflektorische Defizit und die lokale Druckschmerzschwelle bestimmt.

Ergebnisse: Gleich nach der MWM-Behandlung ($F(2;26=7{,}82$; $p=0{,}002$) zeigte sich eine signifikante Verbesserung der Dorsalflexion, jedoch wurden nach der Anwendung keine signifikanten Veränderungen bei der Druck- und Temperaturschmerzschwelle registriert.

Schlussfolgerungen: Die Ergebnisse zeigen, dass die MWM-Behandlung bei subakuten Distorsionen des Sprunggelenks eher einen mechanischen Effekt auf die Dorsalflexion des Sprunggelenks besitzt als einen hypalgetischen. Die dafür verantwortlichen Mechanismen bedürfen weiterer Nachforschungen, wenn die Rolle der Manipulationstherapie in der Behandlung von Patienten mit Sprunggelenkdistorsionen besser verstanden werden soll.

- *Autoren*: Collins N, Teys P, Vicenzino B.
- *Zeitschrift*: Manual Therapy, 2004;9(2): 77–82.
- *Design*: klinische Studie.
- *PEDro-Skala*: 5/10 (bestätigt).
- *Level of Evidence*: II.

Auswirkungen einer lateralen Sprunggelenkdistorsion auf die Dorsalflexion, das posteriore Talusgleiten und das Gelenkspiel

Ziel: Bestimmung des Bewegungsbereichs, des posterioren Talusgleitens und des verbleibenden Gelenkspiels nach Sprunggelenk distorsion bei Sportlern mit uneingeschränkter Trainingserlaubnis.

Hintergrund: Bei Sportlern treten häufig laterale Sprunggelenkdistorsionen auf, die Rezidivrate liegt bei 80 %. Um die Risikofaktoren eines Rezidivs bes-

ser zu verstehen, wurden die Unfallfolgen bei einer Gruppe von College-Sportlern bestimmt.
Methoden: Untersucht wurden 12 Sportler mit anamnestisch festgestellten Sprunggelenkdistorsionen in den vergangengen 6 Monaten, die ihr Training bereits wieder aufgenommen hatten. Es nahmen nur Sportler teil, die angaben, dass das kontralaterale Gelenk bisher nicht betroffen war. Bei jedem Teilnehmer wurden das Gelenkspiel, die Dorsalflexion im oberen Sprunggelenk und das posteriore Talusgleiten der verletzten und der unverletzten Seite dokumentiert und verglichen. Zur Analyse der Gelenkspielwerte wurde ein Friedman-Test der Rangordnung verwendet sowie eine MANOVA (multivariate analysis of variance, Varianzanalyse) zur Bestimmung der Werte für die Dorsalflexion und das posteriore Talusgleiten.
Ergebnisse: Das Gelenkspiel war im talokruralen und subtalaren Gelenk der betroffenen Seite signifikant größer. Es gab keine signifikanten Unterschiede bei der Bestimmung der Dorsalflexion im Sprunggelenk zwischen der betroffenen und der gesunden Seite. Trotzdem war das posteriore Talusgleiten auf der betroffenen Seite signifikant eingeschränkt im Vergleich zur gesunden Seite.
Schlussfolgerungen: Die Patienten der Stichprobe hatten die nach lateralen Sprunggelenkdistorsionen üblichen ligamentären Lockerungen. Daher war das Ausmaß der Dorsalflexion in der Population wiederhergestellt, trotz des eingeschränkten posterioren Talusgleitens. Obwohl die Wiederherstellung des physiologischen Bewegungsbereichs erreicht werden konnte, bleibt eine artikuläre Dysfunktion bestehen. Weitere Studien zur Klärung der Rolle einer veränderten Arthrokinematik nach lateraler Distorsion des Sprunggelenks sind gerechtfertigt.

- *Autoren*: Denegar C, Fonseca J, Hertel J.
- *Zeitschrift*: Journal of Orthopaedic and Sports Physical Therapy, 2002;32(4): 166–173.
- *Design*: klinische Studie.
- *Level of Evidence*: II.

Die Rolle des Fibulatapes in der Vorbeugung von Sprunggelenkverletzungen beim Basketball – eine Pilotstudie

Ziel: Bestimmung der Wirkung eines Fibulatapes (fibular repositioning tape, FRT) auf die Inzidenz und Schwere einer Knöchelverletzung beim Basketball.
Hintergrund: Schmerzen und Funktionsstörungen sind eine häufige Folge von Sprunggelenkdistorsionen und ein großes Problem im Sport. Eine neue Methode des Tapens (FRT) soll der Distorsion vorbeugen, sie soll außerdem weniger Tape erfordern als die klassische Methode und leichter zu handhaben sein.
Methoden: 125 männliche Basketballspieler wurden aufgefordert, während des Spiels entweder die Kontrolle (209-mal) oder das FRT (224-mal) in bequemer Weise anzulegen. Die Teilnehmer der Kontrollgruppe konnten den Einsatz und die Art der Prophylaxe frei wählen, ausgenommen das FRT. Die Teilnehmer der FRT-Gruppe wurden auf die von Mulligan beschriebene Weise getaped. Nach jedem Einsatz wurden die Daten zu den Sprunggelenkverletzungen gesammelt. Die Schwere einer Verletzung wurde über die funktionelle Einschränkung, das Schmerzniveau und die Anzahl der Tage bis zur Wiederaufnahme des Sports beurteilt.
Ergebnisse: Bei 443 gemessenen Basketballeinsätzen kam es zu 11 Verletzungen des Sprunggelenks. Alle Verletzungen traten bei Sportlern mit früheren, in der Anamnese festgestellten Sprunggelenkdistorsionen auf. Eine signifikant geringere Zahl von Sprunggelenkverletzungen trat in der FRT-Gruppe auf (n = 2), verglichen mit den Teilnehmern der Kontrollgruppe (n = 9) (Fisher-Exakt-Test p = 0,03). Das Quotenverhältnis (Odds-Ratio) für das Erleiden einer Sprunggelenkverletzung betrug 0,2 (p = 0,04; 95 % Zufallsfehlerbereich oder Konfidenzintervall: 0,04, 0,93), wenn mit FRT getaped wurde. Die Anzahl der notwendigen Behandlungen (NNT, number needed to treat) betrug 22 (95 % CI, 12–312).
Schlussfolgerung: Die Studie liefert vorläufige Daten über die prophylaktischen Effekte des FRT in Bezug auf Sprunggelenkverletzungen bei männlichen Basketballspielern.

- *Autoren*: Moiler K, Hall T, Robinson K.
- *Zeitschrift*: Journal of Orthopaedic and Sports Physical Therapy, 2006;36(9): 661–668.
- *Design*: klinische Studie.
- *Level of Evidence*: III.

Danksagung

Für die hilfreiche Unterstützung bei der Erstellung der Evidenzlevel möchte ich mich bei meinem Kollegen Bert Chesworth bedanken.

Zusammenfassung

Kapitel 5.1 verdeutlicht: Qualitätssicherung wird im Mulligan-Konzept großgeschrieben. International definierte Standards zur Ausbildung der Instruktoren, ein international einheitliches Curriculum, die international standardisierte CMP-Prüfung sorgen dafür. Refreshertage und die internationale Mulligan-Konferenz tragen ebenfalls zur Qualitätssicherung bei. Die wissenschaftliche, evidenzbasierte Weiterentwicklung ist über einen Forschungsfonds im Mulligan-Konzept implementiert. Bestehende Techniken werden kontinuierlich weiterentwickelt, neue Techniken kommen hinzu. Ansatzpunkte zur Weiterentwicklung sind: das Integrieren des Curriculums in die Postgraduierten-Ausbildungen der Manuellen Therapie (IFOMT-Standard) oder in Masterstudiengänge, die Aufnahme der Methoden und Techniken in Leitlinien.
Kapitel 5.2 bietet zunächst eine einführende Übersicht der relevanten Studien, die das Mulligan-Konzept untersuchten. Es stellt Mulligan's deskriptive Artikel, assoziierte manualtherapeutische Artikel, Fallbeispiele sowie biomechanische und neurophysiologische Studien, klinische Studien und Reviews vor. Die unterschiedlichen Studientypen spiegeln den Entwicklungsprozess des Konzepts und die Schwerpunkte in der Forschungsarbeit.

Positive Effekte des Mulligan-Konzepts sind in folgenden Bereichen wissenschaftlich belegt: Mulligan-Techniken verbessern die gestreckte Beinhebung (SLR) bei LWS-Beschwerden, C1/2-Selbst-SNAGs beeinflussen zervikogene Kopfschmerzen positiv, MWM verbessert die Beweglichkeit schmerzhaft eingeschränkter Schultergelenke, MWM kombiniert mit Training ist mittel- und langfristig wirksam bei Tennisellenbogen, MWM bewirkt eine sofortige Verbesserung der Beweglichkeit bei subakuten Distorsionen des Sprunggelenkes.
Bei den Studien handelt es sich z. T. um Pilotstudien, denen weitere Forschungsarbeiten folgen sollen. Forschungsbedarf sehen die Vertreter des Konzepts z. B. bei subakuten Distorsionen des Sprunggelenkes. Der mechanische Effekt der MWM-Behandlung auf die Dorsalflexion ist deutlicher als der hypalgetische. Welche Wirkmechanismen sind dafür verantwortlich? Auch die festgestellte veränderte Arthrokinematik nach lateralen Distorsionen des Sprunggelenks bedarf weiterer Klärungen. Welche Folgen hat die veränderte Gelenkmechanik für die Patienten? Wie ist sie beeinflussbar? Angestrebt werden außerdem Follow-up-Studien, um die langfristigen Effekte der Therapie nach dem Mulligan-Konzept zu untersuchen.

Literatur

Kapitel 5.1

Heilmittelkatalog 2007/08. 2. aktualisierte Auflage. Ludwigsburg: IntelliMed Verlag; 2007.

Mercer S, Jull G. Morphology of the cervical intervertebral disc: implications for McKenzie's model of the disc derangement syndrome. Manual Therapy. 1996; 2:76–81.

Mulligan B. Manual Therapy: NAGs, SNAGs, MWMs. 5. Auflage. Wellington: Plane View Services; 2006: 107–108.

NES, Northeast Seminars. www.neseminars.com; abgerufen am 21.11.2008.

Stiftung Warentest. www.test.de/themen/bildung-soziales/weiterbildung/test//1129643/1129643/; abgerufen am 10.09.2008.

Wikipedia. www.wikipedia.de/Qualitätssicherung; abgerufen am 07.09.2008.

Kapitel 5.2

Abbot J. Mobilization with movement applied to the elbow affects shoulder range of movement in subjects with lateral epicondylalgia. Manual Therapy. 2001;6(3): 170–177.

Abbott J, Patla E, Jensen R. The initial effects of an elbow mobilization with movement technique on grip strength in subjects with lateral epicondylalgia. 2001;6(3): 163–169.

Abbott J. The effect of elbow mobilisation with movement on shoulder impairment and functional limitation: A case report. Journal of

Manual and Manipulative Therapy. 1998;6(4): 208.

Backstrom KM. Mobilization with movement as an adjunct intervention in a patient with complicated de Quervain's tenosynovitis: A Case Report. Journal of Orthopaedic and Sports Physical Therapy. 2002;32(3): 86–94.

Bissett L, Beller E, Jull G, Brooks P, Darnell R, Vicenzino B. Mobilization with movement and exercise, corticosteroid injection, or wait and see for tennis elbow: randomized trial. British Medical Journal. 2006;333(4): 939–945.

Carson PA. The rehabilitation of a competitive swimmer with an asymmetrical breastsroke. Manual Therapy. 1999;4(2): 100–106.

Collins N, Teys P, Vincenzino B. The initial effects of a Mulligan's mobilization with movement technique on dorsiflexion and pain in subacute ankle sprains. Manual Therapy. 2004;9(2): 77–82.

de Bie R, Kool J. Wissenschaftliches Arbeiten. In: Hüter-Becker A, Dölken M, Hrsg. Beruf, Recht, wissenschaftliches Arbeiten. Stuttgart: Thieme; 2004.

Denegar C. Can chronic ankle instability be prevented? Rethinking management of lateral ankle sprains. Journal of Athletic Training. 2002a;7(4): 430–435.

Denegar C. The effect of lateral ankle sprain on dorsi–flexion range of motion, talar glide and joint laxity. Journal of Orthopaedic and Sports Physical therapy. 2002b;32(4): 166–173.

Edmonston S, Singer K. Thoracic spine: anatomical and biomechanical considerations for manual therapy. Manual therapy. 1997; 2(3): 132–143.

Exelby L. Mobilisation with movement: a personal view. Physiotherapy. 1995;81(12): 724–729.

Exelby L. Peripheral mobilisation with movement. Manual Therapy. 1996;1(13): 118–126.

Exelby L. The locked lumbar facet joint: intervention using mobilizations with movement. Manual Therapy. 2001;6(2): 116–121.

Exelby L. The Mulligan Concept: Its application in the management of spinal conditions. Manual Therapy. 2002;7(2): 64–70.

Hall T, Beyerlein C, Hanson U, Teck H, Odermark M, Sainsbury D. Mulligan traction straight leg raise: a plot study to investigate effects on range of motion in patients with low back pain. The Journal of Manual and Manipulative Therapy. 2006b;14(2): 95–100.

Hall T, Cacho A, McNee C, Riches J, Walsh J. Effects of Mulligan traction straight leg raise technique on range of movement. The Journal of Manual and Manipulative Therapy. 2001;9(3): 128–133.

Hall T, Hardt S, Schäfer A, Wallin L. Mulligan bent leg raise technique – a preliminary randomized trial of immediate effects after a single intervention. Manual therapy. 2006a;11(2): 130–135.

Hall T, Robinson K, Fujinawa O, Akasak K, Pyne E. Inter-tester reliability and diagnostic validity of the cervical flexion-rotation test. Journal of Manual and Manipulative Therapy. 2007;31(4): 293–300.

Hall T, Robinson K. The flexion-rotation test and active cervical mobility: A comparative measurement study in cervicogenic headache. Manual Therapy. 2004;9(4): 197–204.

Hall T. A chronic case of mechanics elbow. In: Jones M, Rivett D, Hrsg. Clinical reasoning for physical therapists. London: Churchill Livingstone; 2003.

Hall T. Clinical evaluation of cervicogenic headache: A clinical perspective. Journal of Manual and Manipulative Therapy. 2008;16(2): 73–80.

Hearn A, Rivett D. Cervical SNAGS: A biomechanical analysis. Manual Therapy. 2002;7(2): 71–79.

Herd CR, Meserve BB. A Systematic Review of the Effectiveness of Manipulative Therapy in Treating Lateral Epicondylalgia. The Journal of Manual & Manipulative Therapy. 2008; 16(4): 225–237.

Hetherington B. Lateral ligament strains of the ankle, do they exist? Manual Therapy. 1996;1(5): 274–275.

Horton SJ. Acute locked thoracic spine: treatment with a modified SNAG. Manual Therapy. 2002;7(2): 103–107.

Hsieh CY. Mulligan's mobilization with movement for the thumb: a single case report using magnetic resonance imaging to evaluate the positional fault hypothesis. Manual Therapy. 2002;7(1): 44–49.

Hubbard T, Hertel J, Sherbondy P. Fibular position in individuals with self-reported chronic ankle instability. Journal of Orthopaedic and sports Physical Therapy. 2006;36(1): 3–9.

Hubbard T, Hertel J. Anterior position fault of the fibula after sub-acute lateral ankle sprains. Manual Therapy. 2008;13(1): 63–7.

Johnson J. Mobilisation with movement: an adjunct to traditional treatment of lateral epicondylitis. Journal of Sports Physiotherapy. 1997;1(25): 76.

Kachingwe AF, Philips B, Sletten E, Plunkett SW. Comparison of Manual Therapy Techniques with Therapeutic Exercise in the Treatment of Shoulder Impingement: A Randomized Controlled Pilot Clinical Trial. The Journal of Manual & Manipulative Therapy. 2008;16(4): 238–247.

Kavanaugh J. Is there a positional fault at the inferior tibiofibular joint in patients with acute or chronic ankle sprains compared to normals? Manual Therapy. 1999;4(1): 19–24.

Kochar M, Dogra A. effectiveness of a specific Physiotherapy regime on patients with tennis elbow. Physiotherapy. 2002;88(6): 333–341.

Konstantinou K, Foster N, Rushton A, Baxter D. The use and reported effects of mobilization with movement techniques in low back pain management; a cross-sectional descriptive survey of physiotherapists in Britain. Manual Therapy. 2002;7(4): 206–214.

Konstatinou K, Foster N, Rushton A, Baxter D, Wright C, Bren A. Flexion mobilizations with movement techniques: the immediate effects on range of movement and pain in subjects with low back pain. Journal of Manipulative and Physiological Therapeutics. 2008;30(3): 178–185.

Kool J. Evidenzbasierte Physiotherapie: Literatur suchen und beurteilen. In: Hüter-Becker A, Dölken M, Hrsg. Beruf, Recht, wissenschaftliches Arbeiten. Stuttgart: Thieme; 2004.

Lincoln J. Clinical instability of the upper cervical spine. Manual Therapy. 2000;5(1): 41–46.

McLean S, Naish R, Reed L, Urry S, Vincenzino B. A pilot study into the force levels required to produce manipulation induced hypoalgesia. Clinical Biomechanics. 2002;17:304–308.

Michel P. Total glenohumeral joint replacement: totally different situation. Manual Therapy. 2000;5(2): 108–112.

Miller J. In: Kisner C, Colby L, Hrsg. Therapeutic Exercise Foundations and Techniques. Fourth Edition. Philadelphia: FA Davis Co;2002.

Miller J. Mulligan concept – management of tennis elbow. Canadian Physiotherapy Association Orthopaedic Division Review. 2000;May/June 45–46.

Miller J. The Mulligan Concept – the next step in the evolution of manual therapy. Canadian Physiotherapy Association Orthopaedic Division Review. 1999;March/April 9–13.

Miller J. The Mulligan Concept: The next step in the evolution of manual therapy. Canadian Physiotherapy Association Orthopaedic Division Review. 1999;March/April: 9–13.

Moiler K, Hall T, Robinson K. The role of fibular tape in prevention of ankle injury in basketball: a pilot study. Journal of Orthopaedic and Sports Physical Therapy. 2006;36(9): 661–668.

Moulson A, Watson T. A preliminary investigation into the relationship between cervical snags and sympathetic nervous system activity in the upper limbs of an asymptomatic population. Manual Therapy. 2006;11(3); 214–224.

Mulligan B, Miller J, Claassen R. Mulligan Practitioner CD-ROM. London: Digital Concepts; 2006.

Mulligan B. Belt Techniques. In: Grieve G, Hrsg. Modern Manual Therapy of the Vertebral Column. London: Churchill Livingstone; 1986.

Mulligan B. Extremity joint mobilisations combined with movement. New Zealand Journal of Physiotherapy. 1992; April 1992.

Mulligan B. Manual Therapy NAGs, SNAGs, MWMs etc. Wellington: Plane View Services; 2006.

Mulligan B. Mobilisation with movement for the hip joint to restore internal rotation and flexion. Journal of Manual & Manipulative Therapy. 1996;4(1): 35–37.

Mulligan B. Mobilisation with movement. Journal of Manual & Manipulative Therapy. 1993;1(4): 154–156.

Mulligan B. NAGS – Modified mobilisation techniques for the cervical and upper thoracic spines. Zealand Journal of Physiotherapy. 1982; August.

Mulligan B. Pain release phenomenon techniques – PRPS. New Zealand Journal of Physiotherapy. 1989; April.

Mulligan B. Spinal mobilisation with arm movement (further mobilisation with movement). Journal of Manual & Manipulative Therapy. 1994;2(2): 75–77.

Mulligan B. Spinal mobilisation with leg movement (further mobilisation with movement). Journal of Manual & Manipulative Therapy. 1995;3(1): 25–27.

Mulligan B. The painful dysfunctional shoulder. A new treatment approach using Mobilisation with Movement. The New Zealand Journal of Physiotherapy. 2003;31(3): 140–142.

Mulligan B. Update on spinal mobilisations with leg movement. Journal of Manual & Manipulative Therapy. 1997;5(4): 184–187.

O'Brien T. A study of the effects of Mulligan's mobilization with movement treatment of lateral ankle pain using a case study design. Manual Therapy. 1998;3(2): 78–84.

Ongince M, Hall T, Robinson K. The diagnostic validity of the cervical flexion –rotation test in C1/2 related cervicogenic headache. Manual Therapy. 2006;12: 256–262.

Paungmali A, O'Leary S, Souvlis T, Vincenzino B. Hypoalgesic and sympathoexcitatory effects of mobilization with movement for lateral epicondylalgia. Physical Therapy. 2003;83(4): 374–383.

Paungmali A, O'Leary S, Souvlis T, Vincenzino B. Naloxone fails to antagonize initial hypoalgesic effect of a manual therapy treatment for lateral epicondylalgia. The Journal of Manipulative and Physiological Therapeutics. 2004;27(3): 180–185.

Paungmali A. Hypoalgesia induced by elbow manipulation in lateral epicondylalgia does not exhibit tolerance. The Journal of Pain. 2003; 4(8); 448–454.

Perry J, Green A. An investigation into the effects of a unilaterally applied lumbar mobilisation technique on peripheral sympathetic nervous system activity in the lower limbs. Manual Therapy. In Press.

Reid A, Birmingham T, Alcock G. Efficacy of mobilization with movement for patients with limited dorsiflexion after ankle sprains: a cross over trial. Physiotherapy Canada. 2007;59(3):166–172.

Reid S, Rivett D, Katekar M, Callister R. Sustained natural apophyseal glides (SNAGs) are an effective treatment for cervicogenic dizziness. Manual Therapy. 2008;13: 357–366.

Rivett D. Preventing neurovascular complications of cervical spine manipulation. Physical therapy Review. 1997;2: 29–37.

Rivett DA. Negative pre–manipulative vertebral artery testing despite complete occlusion: a case of false negativity? Manual Therapy. 1998;3(2): 102–107.

Robson S, Guilford L. Manual therapy in the 21st Century. In: Guilord, Hrsg. Topical Issues in Pain 5 Treatment communication Return to Work, Cognitive Behaviour, Pathophysiology. Falmouth: CNS Press; 2006.

Scaringe J, Kawaoka C, Studt T. Improved shoulder function after using spinal mobilization with arm movement in a 50-year-old golfer with shoulder, arm and neck pain, Topics in clinical Chiropractic. 2002;9(13): 44–54.

Scringe J, Kawaoka. C. In: Haldeman S, Hrsg. Principles and practice of Chiropractic. Third Edition. Toronto: McGraw-Hill; 2005.

Smith K, Hall T, Robinson K. The influence of age, gender, lifestyle factors and sub-clinical neck pain on cervical range of motion. Manual Therapy. 2008;13(6): 552–559.

Teys P, Bissett L, Vincenzino B. The initial effects of a Mulligan's mobilization with movement technique on range of movement and pressure pain threshold in pain-limited shoulders. Manual Therapy. 2008;13(1): 37–42.

Vicenzino B, Cleland J, Bisset L. Joint manipulation in the management of lateral epicondylalgia: a clinical commentary. Journal of Manual and Manipulative Therapy. 2007;15(1): 50–56.

Vicenzino B, Paungmali A, Teys P. Mulligan's mobilization–with–movement, positional fault and pain relief: Current concepts from a critica review of literature. Manual therapy. 2007;12(2): 98–108.

Vicenzino B. Effects of a novel manipulative physiotherapy technique on tennis elbow: a single case study. Manual Therapy. 1995;1: 30–35.

Vicenzino B. Lateral epicondylalgia: a musculoskeletal physiotherapy perspective. Manual Therapy. 2003;8(2): 66–79.

Vincenzino B, Branjerdporn M, Teys P, Jordan K. Initial changes in posterior talar glide and dorsiflexion of the ankle after mobilization with movement in individuals with recurrent ankle sprain. Journal of Orthopaedic and Sports Physical Therapy. 2006;36(7): 464–471.

Vincenzino B, Paungmali A, Buratowski S, Wright A. Specific manipulative therapy treatment for chronic lateral epicondylalgia produces uniquely characteristic hypoalgesia. Manual Therapy. 2001;6(4): 205–212.

Wilson E. The Mulligan Concept: NAGS, SNAGS, MWM's etc. In: Chaitow L, Hrsg., Positional Release Techniques. 2. Aufl. London: Churchill Livingstone; 2002.

Yang J, Chen S, Wang J. Mobilization Techniques in subjects with frozen shoulder syndrome: Randomized Multiple–Treatment Trial. Physical Therapy. 2007;87 (10): 1307–1315.

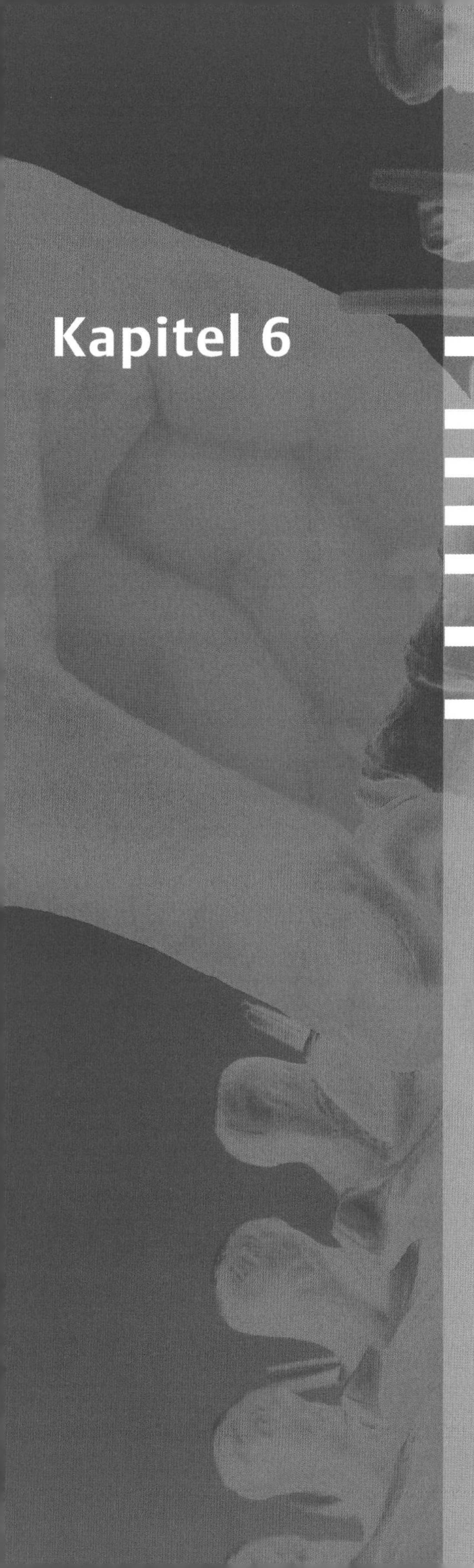

Kapitel 6

6 Internationale Bedeutung des Konzepts

Rick Crowell

Einführung

Zunächst machte sich der Neuseeländer Brian Mulligan allein auf den Weg, um seine innovativen Ideen Physiotherapeuten in anderen Ländern vorzustellen. Inzwischen hat er viele Mitstreiter gewonnen, die sich für das Konzept einsetzen. 1995 gründeten sie die MCTA, die internationale Organisation der Lehrer des Mulligan-Konzepts. Kapitel 6 stellt die Strukturen, Arbeitsweisen und Anliegen der MCTA vor. Es bietet einen Einblick in die internationalen Vernetzungen und in die Dynamik dieses jungen und erfolgreichen Konzepts.

6.1 Mulligan Concept Teacher Association: 1995–2009

Die Mulligan Concept Teacher Association (MCTA) ist die internationale Organisation aller anerkannten Lehrer für das Mulligan-Konzept. Sie setzt sich aus einer Gruppe von Physiotherapeuten zusammen, die sich für die Lehren von Brian Mulligan begeistern und seine Ideen weiterentwickeln. Die MCTA wurde 1995 von Brian Mulligan und seinen zuerst akkreditierten Lehrern gegründet.

Die MCTA sieht es als Aufgabe an, die Ausbildungsmöglichkeiten im Mulligan-Konzept zu vergrößern und Forschungsinitiativen zu ausgewählten Techniken finanziell zu unterstützen. Die MCTA-Lehrer versuchen die klinischen Anwendungen des Mulligan-Konzepts international für alle diejenigen verfügbar zu machen, die unter Schmerzen des Bewegungssystems und Dysfunktionen leiden. MCTA-Instruktoren haben in der Vergangenheit weltweit Kurse zum Mulligan-Konzept abgehalten. Die MCTA stellt ihren Lehrern Mittel zur Verfügung, um die MCTA-Kommunikation und -Geschäftführung auf internationaler Ebene zu koordinieren. Das zweijährliche MCTA-Treffen bietet den Mitgliedern ein kollegiales Forum zum Austausch von Ideen und neuen Entwicklungen rund um das Konzept.

Die MCTA-Organisation folgt einer Satzung, die 2006 in Vancouver, Kanada, ratifiziert wurde. Die Geschäftsführung bzw. der Vorstand der internationalen MCTA besteht aus Brian Mulligan als Präsidenten sowie einem gewählten Vorsitzenden, einem Sekretär und einem Schatzmeister. Außerdem gibt es die Regionalvertreter, die für die regionalen Geschäfte und die kommunikativen Prozesse zuständig sind. Die Regionalvertreter sind aktive Stimmen der Geschäftsführung und unterstützen den Präsidenten, Vorsitzenden, Sekretär und Schatzmeister bei der Leitung der MCTA-Geschäfte.

Der derzeitige Vorstand (2009) besteht aus dem Vorsitzenden Rick Crowell, dem Geschäftsführer Brian Folk und dem Schatzmeister Frank Gargano (alle aus den USA). Die Vorstandsmitglieder und Regionalmanager werden auf internationalen Treffen der Mitglieder gewählt. Unter *www.bmulligan.com* stellen sich die derzeitigen Mitglieder der Geschäftsführung vor. Aktualisierungen der Mitgliederliste und Veränderungen in der Geschäftsführung können ebenfalls dort nachgesehen werden.

Die internationalen Meetings der MCTA werden alle zwei Jahre abgehalten und ermöglichen es allen Mitgliedern, sich zu treffen und auszutauschen (Abb. 6.1a–c). Die MCTA-Mitglieder treffen sich zusätzlich in den Jahren ohne internationales Meeting auf regionaler Ebene. Die organisatorische Arbeit, Planung und Entscheidungsfindung wird an ad hoc gebildete Komitees und einzelne Mitglieder delegiert. Die Geschäftsführung der MCTA ist eine ehrenamtliche und unbefristete Aufgabe. Die MCTA arbeitet nicht gewinnorientiert und trägt sich über die Mitgliedsbeiträge.

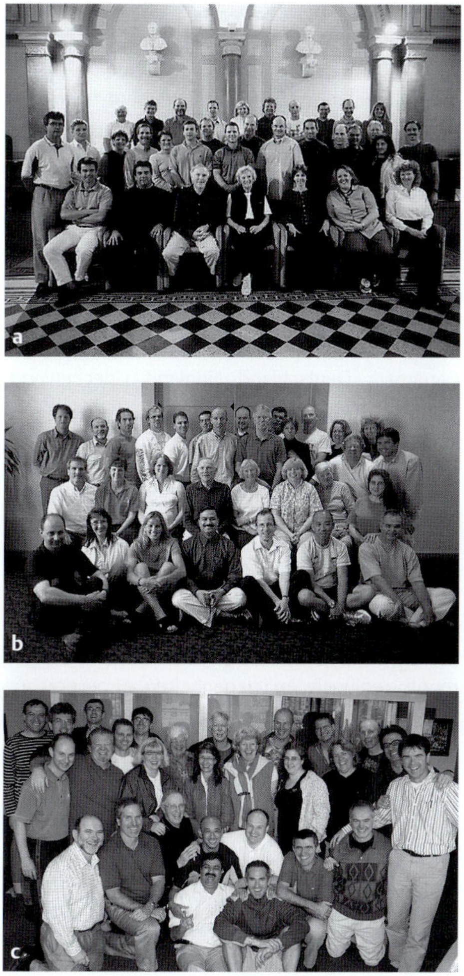

Abb. 6.1a–c Alle zwei Jahre finden die internationalen Meetings der MCTA statt. a Rom 2003, b Auckland 2005, c Vancouver 2007.

Die finanziellen Mittel der MCTA kommen durch die Mitgliedsbeiträge und die von den Mitgliedern angebotenen internationalen Kurse zusammen. Weitere Mittel werden durch internationale Kongresse, ein steuerlich verantwortungsbewusstes Management und Investition des Vermögens eingenommen.

Geschichte

Brian Mulligan war während seiner zahlreichen Reisen außerhalb seiner Heimat Neuseeland bei der Verbreitung und Lehre seiner innovativen manualtherapeutischen Technik ganz auf sich allein gestellt. Bei den nationalen physiotherapeutischen Organisationen und zahlreichen Einladungen von Kliniken unterrichtete er sein Konzept für Physiotherapeuten in Europa, Australien, Neuseeland und USA. Das Konzept des gleichzeitigen Einsatzes akzessorischen Gelenkgleitens mit aktiven Bewegungen gehört mehr und mehr zu den innovativsten Ansätzen in der fortlaufenden Entwicklung der Manualtherapie. Es ist ein großes Glück für die Manualtherapeuten, dass Brian Mulligan seine scharfe Beobachtungsgabe und seine zufällige klinische Entdeckung mit anderen teilt. Die Physiotherapeuten und Patienten in der ganzen Welt haben von seinem Willen zur Lehre und Förderung von Physiotherapeuten und Studenten profitiert.

Viele Physiotherapeuten in Neuseeland und Australien haben Mulligans Manualtherapie durch seine Seminare und seinen Unterricht an den physiotherapeutischen Einrichtungen der Universitäten kennengelernt. Andere Manualtherapeuten wurden letztlich durch seine frühen Publikationen und darauf folgende Ausgaben zu NAGs, SNAGs und MWMs angeregt, nach weiteren Kursen und Vorträgen zu seinem Konzept zu suchen.

Die MCTA wurde 1995 in Stevenage, England, gegründet, als Brian Mulligan (FNZSP (Hon), Diploma M.T.) eine Gruppe ausgewählter Physiotherapeuten einlud, sich einem Prüfungsverfahren zu unterziehen, um so zu qualifizierten Instruktoren seiner manualtherapeutischen Technik zu werden. Die ursprünglichen MCTA-Mitglieder sind alle Physiotherapeuten, die durch Mulligans jahrelange Förderung zu den ersten Lehrern seiner Organisation wurden. Mulligan und diese Lehrer erkannten die Notwendigkeit zur formalen Gründung einer Organisation, um den Unterricht in MWM leichter auf internationaler Bühne anbieten zu können. Das Mulligan-Konzept verbreitete sich in Europa, Kanada und in den USA rasch mit formal neu akkreditierten Lehrern. Die Gründungsmitglieder der MCTA entwarfen eine Modellsatzung für die Organisation und kamen überein, sich alle 2 Jahre zu treffen. Die Ausweitung der Ausbildungsmöglichkeiten für das Mulligan-Konzept mithilfe der Gründungslehrer nahm in Europa, Kanada und in den USA exponentiell zu. Mulligan unterrichtete weiterhin international, konnte aber auch das Ver-

ständnis seiner Instruktoren in der MCTA für seine manualtherapeutische Technik vertiefen. Die Mitglieder der MCTA werden durch die Betreuung und ein Prüfungsverfahren zugelassen.
Gegenwärtig gibt es MCTA-Lehrer in 19 Ländern. Aus den ursprünglich 11 Mitgliedern der MCTA sind inzwischen weltweit 45 aktive Mitglieder geworden. Die Gründungsmitglieder und auch die aktuellen MCTA-Mitglieder verfügen über unterschiedliche Ausbildungshintergründe in der Manualtherapie. Die Standardqualifizierung für aktuelle Mitglieder ist eine postgraduierten manualtherapeutische Ausbildung, die den Standards der *International Federation of Orthopaedics Manual Therapy (IFOMT)* genügt.
Die Kriterien und Entwicklungsprozesse, die erfüllt werden müssen, um Mulligan-Lehrer zu werden, haben stets mit der Vermittlung des Konzepts begonnen. Das Mulligan-Konzept wurde in vielen verschiedenen didaktischen Formaten unterrichtet. Die Ausbildungsmöglichkeiten im Mulligan-Konzept haben sich von den Ursprungstexten über Videos, CDs, DVDs und Zeitschriftenveröffentlichungen bis hin zu Online-Kursen, Anfängerkursen und postgraduierten Kursen entwickelt.
Die anfängliche Entwicklung und das Wachstum der MCTA als Organisation gehen auf die unermüdliche Arbeit des Vorsitzenden Rene Claassen und der führenden Mitglieder Sarah-Ann Counsell und Linda Exelby zurück. Jack Miller aus Kanada war die maßgebliche Person bei der Implementierung parlamentarischer Verfahren für internationale Zusammenkünfte.

6.2 Mitgliedschaft

Alle MCTA-Mitglieder werden vor der Akkreditierung einem Prüfungsprozess unterzogen. Die Regionalmanager sind hauptsächlich für die Bedarfseinschätzung weiterer Ausbilder oder Mitglieder in ihrer Region zuständig. Von den Mitgliedern wird erwartet, sich mit den Postgraduiertenrichtlinien in der Manualtherapie zu befassen und sich von MCTA-Mitgliedern beraten zu lassen. Alle Bewerber verfügen über mindestens 5 Jahre klinische Erfahrung und haben das regionale Ausbildungscurriculum für das Mulligan-Konzept bewältigt. Eine zusätzliche Anforderung für zukünftige Instruktoren ist das erfolgreiche Bestehen des Certified-Mulligan-Practitioner-Examens (CMP-Examen). Die Bewerber müssen außerdem Empfehlungsschreiben von MCTA-Mitgliedern vorweisen können.

6.3 MCTA-Regionen

International anerkannte MCTA-Regionen sind Nordamerika, Südamerika, Australien, Asien und Europa. Gegenwärtig gibt es in folgenden Ländern MCTA-Instruktoren: Australien, Brasilien, China, Dänemark, Deutschland, Finnland, Griechenland, Großbritannien, Indien, Irland, Israel, Italien, Kanada, Neuseeland, Niederlande, Portugal, Schweden, Südafrika und die USA (Abb. 6.2). Die einzelnen Mitglieder in einem bestimmten Land organisieren typischerweise eigene Mulligan-Kurse. Das Mulligan-Konzept ist ein eingetragenes Warenzeichen. Alle MCTA-Fortbildungskurse haben ein strukturiertes Curriculum und werden von den Regionalmanagern betreut und überwacht.
Die MCTA-Regionalmanager treffen sich alle 2 Jahre, um regionale Angelegenheiten zu besprechen und die Geschäftsführung bei der Formulierung der Agenda für die MCTA-Treffen zu unterstützen. In der MCTA-Satzung kann eine Richtlinie zu den Führungs- und Disziplinierungsrichtlinien für die MCTA eingesehen werden.

6.4 Ausbildungsrecht und Curriculum

Die MCTA ist ein eingetragenes Warenzeichen, und nur MCTA-Mitglieder dürfen Ausbildungskurse nach diesem Konzept anbieten. Die Kurse werden normalerweise regional und auf der Website *www.bmulligan.com* angekündigt. Hier finden sich auch Angaben zum Kursverlauf, zum Kursort und zu den Ausrichtern.
Die Ausbildungskurse im Mulligan-Konzept sind manualtherapeutische Kurse, die einem anerkannten und akzeptierten Curriculum folgen (siehe Anhang).

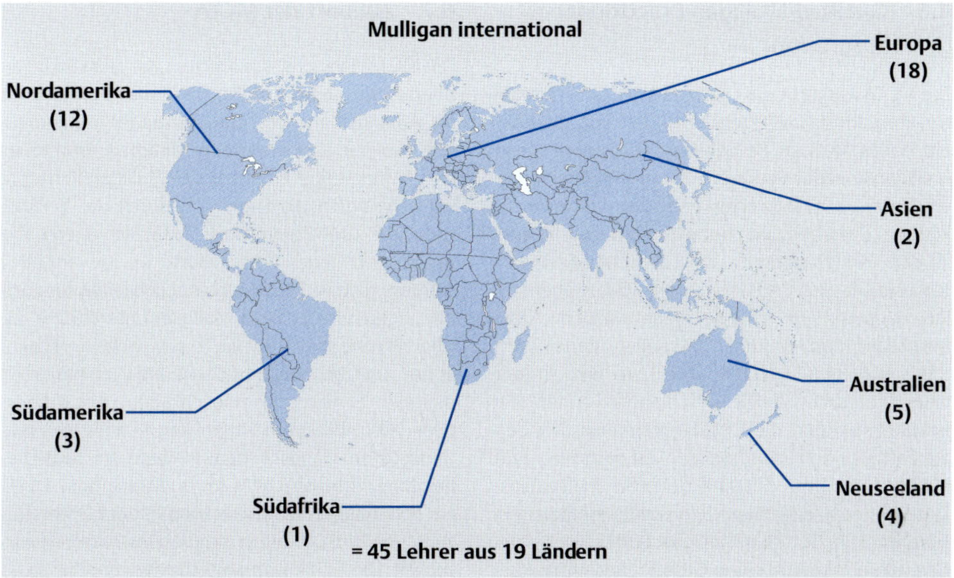

Abb. 6.2 Die internationale Verbreitung des Mulligan-Konzepts bzw. der MCTA: 5 Regionen mit Mulligan-Therapeuten aus 19 Ländern.

6.5 Wissenschaftsausschuss und Förderung

Empirische Belege zur Technik von Brian Mulligan werden seit 1957 publiziert. In letzter Zeit haben die Forschungsarbeiten zum Mulligan-Konzept enorm zugenommen und umfassen jetzt auch randomisierte und kontrollierte Studien. Doktoranden, Forscher und Kliniker haben ihre Forschungsergebnisse in Peer-review-Journalen veröffentlicht.

Die MCTA hat die Notwendigkeit erkannt, dass signifikante Forschungsprojekte und die Verbreitung von Ergebnissen im Zusammenhang mit dem Mulligan-Konzept gefördert werden sollten. Das Hauptziel der MCTA ist die finanzielle Unterstützung von hochwertigen Forschungsprojekten, die hohen akademischen Standards genügen, die die Wirksamkeit oder wissenschaftliche Basis der Methoden und Techniken nach dem Mulligan-Konzept untersucht. Der Wissenschaftsausschuss der MCTA unterstützt die weltweite Verbreitung von Erkenntnissen, die durch solche Forschungen erlangt wurden, über Vorträge auf Konferenzen und Veröffentlichungen in relevanten Peer-review-Journalen.

Die MCTA hilft bei Bedarf auch potenziellen Forschern bei ihren Projekten. Personen, die die Hilfe eines Tutors und/oder finanzielle Unterstützung suchen, können sich um Fördermittel beim MCTA Research Committee bewerben. Den Vorsitz hat Wayne Hinge PhD, PT, MCTA (siehe unter *www.bmullign.com*).

Die MCTA unterstützt und ermutigt Physiotherapeuten bei der Forschung und Ausbildung, um die Integration des Mulligan-Konzepts in die Behandlung von neuromuskuloskeletalen Beschwerden zu fördern. Mulligan-Instruktoren tragen über eigene Abgaben zu den Forschungsgeldern bei.

Personen, die Hilfe und finanzielle Unterstützung suchen, können sich direkt an den Wissenschaftsausschuss (Research Committee) wenden. Mitglieder des Research Committee sind momentan Richard D. Crowell (USA), Wayne Hing (Neuseeland), Toby Hall (Australien) und Claus Beyerlein (Deutschland). Die Forschungsvorhaben werden von diesen vier Instruktoren begutachtet, bevor eine Entscheidung zur finanziellen Förderung getroffen wird. Zusätzliche Informationen und Formulare können unter *www.bmulligan.com* abgerufen werden.

Der Wissenschaftsausschuss (MCTA) bietet Forschern finanzielle und weitere Möglichkeiten zur Unterstützung.

6.6 Certified-Mulligan-Practitioner-Programm

Die MCTA sucht für das Certified-Mulligan-Practitioner-Programm (CMP-Programm) Kliniker, die über ein hohes Maß an Fertigkeiten und Wissen zum Mulligan-Konzept verfügen, um der Allgemeinheit ein Netz von qualifizierten Praktikern anbieten zu können. Der CMP wird über einen Prüfungsprozess zu den Lehrfähigkeiten und praktischen Fertigkeiten erreicht. Das CMP-Programm wächst ebenfalls international. Eine Liste der gegenwärtigen CMP-Mitglieder und weitere Materialien finden sich unter *www.bmulligan.com*. Die Liste wird immer länger und umfasst viele verschiedene Länder. Wie erwähnt, werden die CMP-Empfehlungsschreiben zukünftig zu den Erfordernissen auf dem Weg zum MCTA-Lehrer und -Mitglied gehören. In Deutschland können diejenigen Physiotherapeuten ein Examen zum Certified Mulligan Practitioner ablegen, die erfolgreich einen Grund- und Aufbaukurs (jeweils 27 Unterrichtseinheiten) im Mulligan-Konzept absolviert haben.

6.7 Zukunft der MCTA

Die MCTA versucht, das Konzept auf alle Länder zu übertragen, indem es Fortbildungsmöglichkeiten für Anfänger und postgraduierte Physiotherapeuten anbietet. Die weltweite Mitarbeit erfahrener und kompetenter Praktiker des Mulligan-Konzepts entsteht durch die Expansion durch die Verbreitung des CMP-Programms. Zusätzlich bietet die Ausbildung neuer Lehrer dort, wo sie benötigt werden, globale Expansionsmöglichkeiten für Fortbildungsseminare. Brian Mulligan unterstützte die Übersetzung seines Buches in zahlreiche Sprachen. Er half auch bei neuen Büchern und Web-basierten digitalen Fortbildungsmöglichkeiten. Alle innovativen Hilfsmittel vom Sitzpolster, Kissen, Mobilisationsgurten, Handschuhen, Büchern zur Selbstbehandlung, Übungs-DVDs für zu Hause oder DVDs zur Behandlungstechnik wurden mit der Unterstützung von Brian Mulligan und den Instruktoren entwickelt. Die MCTA wird weiterhin wissenschaftliche Konferenzen und Forschungspräsentationen bei professionellen Meetings fördern. Die MCTA unterstützt Brian Mulligans Vision, das MWM-Konzept zu einem integralen Bestandteil der manualtherapeutischen Ausbildung für Anfänger und postgraduierte Physiotherapeuten zu machen.

MULLIGAN CONCEPT

Abb. 6.3 Das Logo unterstützt die Verbreitung des Mulligan-Konzepts weltweit.

Zusammenfassung

Die MCTA, in der 45 Lehrer aus 19 Ländern organisiert sind, spiegelt die internationale Bedeutung des Mulligan-Konzepts wider. Hauptanliegen der MCTA ist das Fördern der Verbreitung des Konzepts, der weiterführenden Qualifizierung von praktisch tätigen Mulligan-Therapeuten (CMP-Programm) und das Fördern der evidenzbasierten Physiotherapie nach dem Mulligan-Konzept. Die MCTA verwendet einen Teil der Kurseinnahmen für die Finanzierung von Forschungsprojekten, die auch durch den organisationseigenen Wissenschaftsausschuss in allen Belangen unterstützt werden. Alle genannten, auf internationaler Ebene durchgeführten Aktivitäten dienen letztlich dem Wohl der Patienten – weltweit.

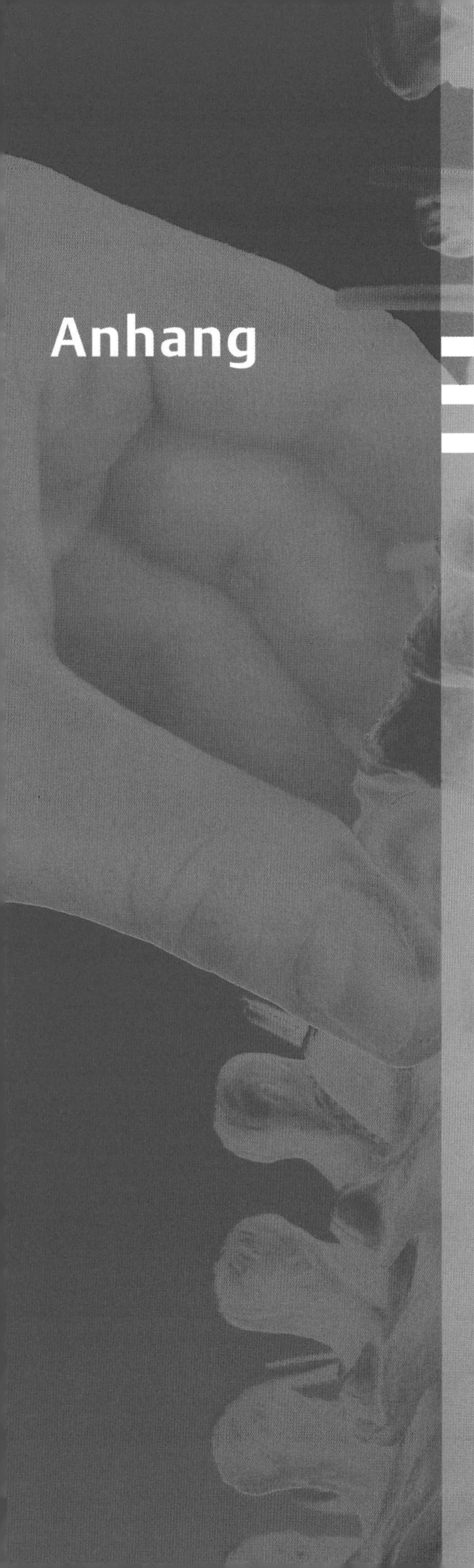

Anhang

Glossar

Johannes Bessler

Anatomisches Gelenk. Wird gebildet aus den beiden knöchernen Gelenkpartnern und dem dazugehörigen Knorpelgewebe → physiologisches Gelenk.

Behandlungsebene. Gedachte Linie senkrecht zur Längsachse des konkaven Gelenkpartners, wobei anatomische Variationen beachtet werden müssen.

BLR. (Bent Leg Raise). Mobilisationstechnik bei eingeschränktem SLR (Straight Leg Raise) und ausstrahlenden Beschwerden bis zum Gesäßbereich/Oberschenkel.

Certified Mulligan Practitioner. (CMP). Theoretisches und praktisches Examen als Abschluss des Mulligan-Konzeptes, das nach Absolvierung des Grund- und Aufbaukurses abgelegt werden kann.

Clinical Reasoning. Prozess der klinischen Beweisführung in Befund und Therapie. Bei diesem analysierenden Denkprozess werden klinische Hypothesen aufgestellt und während des Befundes und in der Therapie auf ihre Gültigkeit überprüft.

CROCKS. Akronym, gebildet aus den Anfangsbuchstaben für die im Mulligan-Konzept wichtigen englischsprachigen Begriffe: Contraindications (Kontraindikationen), Repetitions (Wiederholungen), Overpressure (Überdruck), Communication/Cooperation (Kommunikation mit dem Patienten/Mitarbeit des Patienten), Knowledge (Wissen des Therapeuten) und Sustain/common Sense (Gehaltene Mobilisation/weiterer Sinn der Therapie). Diese Punkte sollten zur korrekten und erfolgreichen Anwendung der Techniken beachtet werden.

Evidence Based Medicine. (EBM). In der Physiotherapie auch als Evidence Based Practice (EBP) angewandt. Bedeutet sinngemäß die Integration von auf Ergebnissen wissenschaftlicher Untersuchungen beruhender Techniken in die tägliche Praxis von Diagnostik und Therapie, soweit Evidenz vorhanden und anwendbar.

Gate. Technik, die auch Two-Leg-Rotation genannt wird. Mulligan verwendet diese Mobilisationstechnik bei eingeschränktem SLR und Rückenschmerzen, ohne ausstrahlende Beschwerden ins Bein.

International Federation of Orthopaedic Manipulative Therapists. (IFOMT). Physiotherapeutischer Weltverband der Manualtherapeuten und Untergruppe des WCPT (World Confederation for Physical Therapy).

Irritierbarkeit. Reizbarkeit/Reaktion des Patienten auf schmerzauslösende Reize im Alltag, Untersuchung oder Therapie. Bei einem akuten Patienten findet man in der Regel eine höhere Irritierbarkeit der Symptome als bei einem chronischen Patienten. Die Irritierbarkeit des Patienten bestimmt die Dosis/Intensität von Befund und Therapie.

Konvex-Konkav-Regel. Theoretisches, biomechanisches Modell zum Verhältnis von Knochen- und Gleitbewegungen in einem Gelenk. Wissenschaftlich nicht eindeutig zu bestätigen, klinisch teilweise nicht relevant bzw. stimmig und deshalb kontrovers diskutiert.

MTSLR. (Mulligan Traction Straight Leg Raise). Mobilisationstechnik bei eingeschränktem SLR und ausstrahlenden Beschwerden bis zum Knie.

MWM. (Mobilisation with Movement). Manualtherapeutisches Konzept nach Mulligan, dessen zentrale Methode die MWM ist und die als Mobilisationstechnik an *peripheren Gelenken* angewendet wird. MWM bedeutet, dass die passive translatorische Mobilisation mit aktiver physiologischer Bewegung kombiniert wird zur Behandlung von bewegungsabhängigen Schmerzen und/oder Bewegungseinschränkungen.

NAG/Reverse NAG. (Natural Apophyseal Glide). Passive, oszillierende Mobilisationstechniken für die HWS und obere BWS. Anwendbar bei Schmerzen und/oder Bewegungseinschränkungen in diesem Bereich. Die entgegengesetzte Gleitrichtung eines NAG nennt sich Reverse NAG.

Orthopädische Manuelle Therapie. (OMT). Bezeichnet den von der IFOMT festgesetzten internationalen Standard in Manueller Therapie und stellt den höchsten Ausbildungsstandard in Manueller Therapie dar. Die OMT-Ausbildung wird gegenwärtig in Deutschland von vier physiotherapeutischen Organisationen durchgeführt (AGMT, DGOMT, DFOMT und DVMT).

Physiologische Bewegung. Anguläre Gelenkbewegung, z. B. Flexion/Extension. Diese kann aktiv vom Patienten und passiv vom Therapeuten ausgeführt werden.

Physiologisches Gelenk. Alle Strukturen des (anatomischen) Gelenkes einschließlich aller gelenkumgebenen Strukturen → anatomisches Gelenk.

PILL. Akronym, gebildet aus den Anfangsbuchstaben wichtiger Prinzipien im Mulligan-Konzept (in englischer Sprache). Zur korrekten Anwendung der Techniken sollten folgende Eigenschaften erfüllt sein: Pain free (Schmerzfreiheit), Instant change (sofortige Veränderung/Verbesserung der Beschwerden) und Long Lasting (langanhaltende Verbesserung).

Positional Fault. Positionsfehler im Gelenk, bei dem es zu einem unphysiologischen Verhältnis der Gelenkstrukturen zueinander kommt, z. B. durch ein Trauma. Mulligan geht davon aus, dass die Korrektur eines Positionsfehlers eine der möglichen Wirkungsweisen von MWM und SNAG darstellt.

Positional MWM → Transversal MWM.

PRP. (Pain Release Phenomenon). „Schmerzlösendes Phänomen"; Behandlungstechnik zur Therapie chronischer muskuloskeletaler Beschwerden, bei der eine Schmerzsenkung durch den Einsatz eines dosierten und tolerierbaren Schmerzreizes erreicht werden soll.

Red Flags. Englische Bezeichnung für (manual-)therapeutische Kontraindikationen. Bereits in der Anamnese wird auf Hinweise für schwerwiegende Pathologien geachtet und direkt gefragt. Bei Vorhandensein solcher Hinweise sind mechanische manuelle Techniken kontraindiziert und die Beschwerden des Patienten müssen differenzialdiagnostisch abgeklärt werden.

Reverse NAG → NAG.

Self-MWM/Self-SNAG. Techniken zur Selbstbehandlung von peripheren Gelenken (Self-MWM) und der Facettengelenke der Wirbelsäule (Self-SNAG)

SMWAM. (Spinal Mobilisation with Arm Movement). Mobilisationstechnik an der Wirbelsäule (HWS/BWS) bei gleichzeitiger aktiver Armbewegung, indiziert bei eingeschränkter und/oder schmerzhafter Armhebung und Dysfunktion in der Wirbelsäule.

SMWLM. (Spinal Mobilisation with Leg Movement). Mobilisationstechnik an der Wirbelsäule (LWS/BWS) bei gleichzeitiger aktiver Beinbewegung, indiziert bei eingeschränktem SLR und ausstrahlenden Beschwerden bis zum Unterschenkel/Fuß.

SNAG. (Sustained Natural Apophyseal Glide). Gehaltenes, natürliches/physiologisches Facettengleiten; Mobilisationstechnik an den Facettengelenken der *Wirbelsäule*, bei der passive translatorische Mobilisation (Gleiten) mit aktiver physiologischer Bewegung kombiniert wird zur Behandlung von bewegungsabhängigen Schmerzen und/oder Bewegungseinschränkungen.

Squeeze. (engl. drücken). Behandlungstechnik für das Kniegelenk, indiziert bei Einklemmungs-/Blockierungsgefühl.

Translatorische Bewegung. Passive Zusatzbewegung/akzessorische Bewegung im Gelenk, z. B. Gleiten. Kann in der Regel nur passiv ausgeführt werden.

Transversal/Positional MWM. Synonyme Begriffe für eine Behandlungstechnik an der unteren HWS und oberen BWS, bei der eine passive Separation der Facettengelenke mit aktiver Bewegung der HWS eingesetzt wird.

Two-Leg-Rotation → Gate.

Überdruck. Passiver, schmerzfreier Überdruck am Ende der aktiven Bewegung und wenn möglich durch den Patienten ausgeführt mit dem Ziel, ein endgradiges physiologisches Bewegungsausmaß zu erreichen.

Informationen zur Mulligan-Weiterbildung

Johannes Bessler

Tab. 1.1 Mulligan-Konzept (MCTA): Kurssystem in Deutschland, Österreich und der Schweiz

	Grundkurs (Teil AB)	Aufbaukurs (Teil C)	Refresherkurs	CMP-Prüfung
Dauer	3 Tage: – 20 Stunden – 27 Unterrichtseinheiten	3 Tage: – 20 Stunden – 27 Unterrichtseinheiten	1 Tag: – 7 Stunden – 9 Unterrichtseinheiten	1 Tag: – Theorie: 60–90 Minuten – Praxis: 30–45 Minuten
Voraussetzungen	Berufserlaubnis als Physiotherapeut oder Arzt	Absolvierung eines MCTA anerkannten Grundkurses (Teil AB)	Absolvierung eines MCTA anerkannten Grund- und Aufbaukurses (Teil AB und C)	Absolvierung eines MCTA anerkannten Grund- und Aufbaukurses (Teil AB und C)
Inhalte	– Einführung in das Mulligan-Konzept – Prinzipien, Erklärungen, Kontraindikationen, EBM im Mulligan-Konzept – MWMs Finger, Mittelhand, Handwurzel, Hand, distales RUG, Ellenbogen, Schulter – MWMs Zehen, Mittelfuß, Fußwurzel, OSG, distale Fibula, Knie, Hüfte – NAGs/Reverse NAGs HWS und obere BWS – SNAGs HWS, BWS und LWS – Headache SNAGs – SNAGs C1 – Tapetechniken	– Erfahrungsaustausch – Wiederholung der Kerntechniken des Grundkurses – SNAGs HWS, BWS und LWS mit kombinierten Bewegungen und in weiteren Ausgangsstellungen – Transversal/positional MWMs – SMWAMs – Headache SNAGs/SNAGs C1 in weiteren Ausgangsstellungen – MWMs Schulter (IRORO), Schultergürtel/Skapula – MWMs OSG/distale Fibula in weiteren Ausgangsstellungen – Weitere Tapetechniken – MWMs Rippen, Kiefer und ISG – PRPs – MWMs Ellenbogen (Olekranon, proximales RUG) – Techniken für Neuralstrukturen UEX (Gate, BLR, MTSLR, SMWLMs) – Traktionstechniken – Knie („Squeeze“, MWMs Patella, Tape IRORO) – Ausblick CMP-Prüfung	– Praktisches Üben der Techniken des Grundkurses und prüfungsrelevanter Techniken – Besprechung von praktischen Fallbeispielen der Teilnehmer	– Techniken aus Grund- und Aufbaukurs – Theoriefragen zu Grundprinzipien, klinischer Anwendung und Technikausführung im Konzept

Internetadressen

www.mulligan-concept.de (deutsche Homepage)
www.bmulligan.com (internationale Homepage-Englisch)

Sachverzeichnis

H

I

K

L

M

N

O

P

Q

R

S